ETUDES

SUR

LA RAGE

SON ÉTIOLOGIE. — SA TRANSMISSION. — SA FRÉQUENCE. — LES
LÉSIONS CADAVÉRIQUES QU'ELLE LAISSE APRÈS ELLE. — SES
SYMPTÔMES CHEZ L'HOMME ET CHEZ LES ANIMAUX. —
SON TRAITEMENT, ETC. — ET RÉFLEXIONS SUR LA
VALEUR DES MESURES PRÉVENTIVES QUE L'ON
PREND CONTRE SON DÉVELOPPEMENT
ET SA PROPAGATION ;

PAR

Le Dr J. LE CŒUR

Docteur en médecine et Docteur en chirurgie de la Faculté de Paris,
Professeur à l'Ecole de médecine,
Premier Chirurgien-adjoint des hôpitaux de Caen,
Médecin du dispensaire,
Membre du Conseil central d'hygiène et de salubrité publiques du Calvados
et de l'arrondissement de Caen,
Médecin des épidémies pour le même arrondissement,
Conservateur du dépôt départemental de vaccin,
Membre des Académies impériales des Sciences, Arts, Inscriptions et Belles-lettres de Caen
et de Toulouse,
Des Sociétés impériales de médecine de Toulouse et de Marseille,
De la Société impériale d'agriculture et de commerce de Caen,
Et de plusieurs autres Sociétés savantes ; etc , etc.

CAEN

TYPOGRAPHIE DE DELOS

Cour de la Monnaie

—

1856
1857

Avant de livrer à l'impression mes *Etudes sur la rage*, j'ai désiré soumettre quelques parties de mon manuscrit à la bienveillante appréciation du premier administrateur de notre département.

Cette communication a donné lieu à la correspondance suivante entre Monsieur le Préfet et moi. Je la livre, avec son autorisation, à la publicité.

Elle résume le but que je me suis proposé, la pensée dans laquelle j'ai entrepris mes recherches, et aussi mes espérances.

Fiat lux !

———

A MONSIEUR TONNET,

PRÉFET DU DÉPARTEMENT DU CALVADOS,

Chevalier de l'Ordre Impérial de la Légion-d'Honneur.

MONSIEUR LE PRÉFET ,

Je me suis livré, depuis plusieurs années, à quelques recherches sur la rage.

J'ai l'honneur de vous adresser leur résultat, en appelant spécialement votre attention sur le chapitre dans lequel j'ai, comme conclusion, traité de *la valeur des mesures préventives que l'on prend contre le développement et la propagation de cette affreuse maladie.*

Au point de vue de l'hygiène publique, il y a, selon moi, beaucoup, peut-être même tout à refaire sur cette grave question.

Je m'estimerais heureux, Monsieur le Préfet, si, après mûr examen, les opinions dont je me suis hardiment fait l'apôtre, finissaient par être adoptées par l'Administration, et si, grâce à votre intelligente initiative, le département, auquel je me fais honneur d'appartenir, était appelé à entrer à ce sujet, un des premiers, dans la voie des sages réformes que doit toujours poursuivre tout ennemi de la routine, tout ami du progrès.

Je viens donc, dans cette espérance, Monsieur le Préfet, vous demander, pour mes *Etudes sur la rage,* une petite part de ce bienveillant intérêt avec lequel votre sollicitude administrative sait accueillir toutes les questions d'utilité générale.

Je suis certain d'avance qu'il ne me fera pas faute.

Agréez, *je vous prie,*

Monsieur le Préfet,

l'assurance de mes sentiments respectueux et dévoués.

Caen, 18 février 1856.

Dr J. LE COEUR,

Membre du Conseil d'hygiène et de salubrité publiques
du département du Calvados.

Caen, 23 Février 1856.

MONSIEUR LE DOCTEUR ,

J'ai lu avec un grand intérêt le fragment que vous m'avez adressé de vos *Etudes sur la rage.*

Je n'ai point à me prononcer sur leur mérite au point de vue médical ; elles sont, sous ce rapport, en-dehors des appréciations que me permettent mes connaissances personnelles ; mais je m'associe bien sincèrement aux espérances que vous avez exprimées , que la science trouvera un jour (puisse-t-il être prochain!), un préservatif contre cette affreuse maladie.

J'ai fixé particulièrement mon attention sur la partie de votre travail relative aux mesures prescrites par l'Administration pour prévenir les déplorables accidents qui sont toujours suivis de la mort des personnes atteintes de la morsure des animaux malades de la rage. J'ai été frappé des considérations qui vous ont conduit à conclure que les moyens employés étaient plutôt nuisibles qu'utiles. Elles m'ont rappelé l'heureuse révolution qui s'est faite, depuis un quart de siècle, dans le traitement des maladies mentales. Autrefois , les aliénés étaient enfermés dans des cellules étroites et malsaines, enchaînés quand ils étaient en proie à des agitations fréquentes , et ce régime augmentait la fréquence et l'intensité de leurs crises de fureur. Aujourd'hui, ils sont soumis à un régime de douceur et de liberté qui les rend plus calmes, et permet d'obtenir quelquefois leur guérison. — Qu'y a-t-il de commun entre cette surexcitation des organes du cerveau et la cruelle maladie que vous avez étudiée , entre le régime des aliénés et celui que vous indiquez pour les animaux susceptibles de contracter la rage? Ce n'est pas à moi à prononcer; j'attends les arrêts de la science,

Je ne puis vous dire, Monsieur le Docteur, que la lecture de vos observations me permettra de modifier les dispositions de prudence et de

préservation qui sont consacrées par un long usage ; il y a là un cas
de responsabilité très-grave que je ne puis accepter qu'avec une
grande circonspection ; mais j'ai plaisir à vous exprimer ma gratitude
pour les soins que vous avez pris d'étudier une question dont la solution peut exercer une notable influence sur les mesures que l'Administration doit prendre dans un intérêt d'humanité et de sûreté publique.

Agréez

MONSIEUR LE DOCTEUR,

l'assurance de ma considération très-distinguée.

Le Préfet du Calvados,

TONNET.

AU LECTEUR.

La question de la rage préoccupe chaque année vivement tout le monde. La saison chaude arrive-t-elle, la presse enregistre avec un soin scrupuleux tous les faits qui, probants ou non, parviennent à sa connaissance : L'autorité s'émeut, les ordonnances et les arrêtés paraissent ; on les exécute plus ou moins rigoureusement pendant quelque temps ; puis, bientôt, il en est de cette panique comme de tout ici-bas : après s'en être occupé quelques jours encore, l'attention publique s'endort ou se tourne d'un autre côté, et un autre ordre d'idées ou de faits vient lui servir d'aliment.

Peut-être, à mon insu, ai-je aussi subi l'influence de cette sorte de manie annuelle, et j'ai cru de mon devoir, en présence de cet accord périodique de la presse, de revenir sur le même sujet ; de faire pour mon instruction personnelle quelques recherches bibliographiques sur la rage, recherches qui, le cas échéant, pussent lever dans mon esprit quelques doutes, m'éviter quelques incertitudes, au cas où le hasard offrirait à mes soins quelque sujet atteint de rage.

Malheureusement, je dois l'avouer avant d'aller plus loin ; tout me semble encore à étudier dans cette question; et, lorsqu'on veut l'approfondir rigoureusement, compter et analyser les faits épars çà et là dans les auteurs ou dans les recueils périodiques ; on rencontre des opinions si contradictoires, des observations si improbantes les unes des autres, rapportées toutes par des hommes compétents et dignes de foi, qu'il est, en vérité, permis de douter plus encore après qu'avant cette étude.

Un seul point réunit l'assentiment de tous : c'est l'inefficacité des méthodes thérapeutiques connues, et l'inanité des moyens employés jusqu'à ce jour contre cette effroyable maladie. Hors de là, le reste n'est souvent qu'un déplorable assemblage d'erreurs et de vérités. — L'un avance un fait, l'autre le nie; tel autre en admet d'invraisemblables, je devrais même dire d'impossibles.

Aussi n'ai-je dû accueillir, pour baser mon opinion sur ce point, que ceux qui me paraissaient empreints d'une incontestable authenticité; ne tenir compte que de ceux appuyés sur une expérience suffisante et de concluantes observations, et n'admettre comme vraies, que les idées admises à ce titre par les plus compétents d'entre ceux qui ont fait du même sujet l'objet de recherches approfondies.

C'est ce résultat que je livre aujourd'hui à la publicité,

heureux si mon travail peut aider à détruire quelques préjugés! car l'on ne peut se dissimuler que la rage ne soit une de ces maladies dont chacun raisonne souvent à tort et à travers, et sur laquelle il se débite, même dans le monde instruit et intelligent, le plus de sornettes et d'erreurs.

Bien probablement, plusieurs des assertions que j'émettrai, relativement surtout à la cause et à la transmission de la rage, pourront frapper beaucoup de mes lecteurs par leur bizarrerie et leur nouveauté. C'est qu'en effet elles sont peu connues, et qu'il m'a fallu aller les chercher éparses çà et là dans les archives de la science ; et n'obtiendrai-je, en les publiant, que le résultat de mettre à même, le cas échéant, d'en contrôler et d'en vérifier l'exactitude, je m'applaudirais encore de l'avoir fait. Ne l'ai-je pas dit d'ailleurs en tête de cet opuscule: l'intérêt de la science exige que l'on consacre et fasse connaître les doctrines et les observations contradictoires? Elles seules peuvent conduire à de nouveaux examens et à la découverte de la vérité.

Mon but n'est donc pas d'écrire un traité *ex professo* sur une maladie que je n'ai jamais pu observer d'une manière suffisante, et sur laquelle je n'ai *de visu* que des données pratiques incomplètes ; mais bien de résumer, autant que possible, l'état actuel de la science sur cette question, en empruntant à chacun ce qui m'a paru ou le mieux prouvé ou le plus probable, tout en évitant de donner à mon travail une longueur démesurée.

C'est chez l'homme surtout que j'étudierai cette terrible maladie, tout en indiquant brièvement les points de dissemblance ou d'analogie dans les symptômes qui peuvent exister chez les autres animaux atteints aussi de la rage.

ETUDES

SUR

LA RAGE.

> L'intérêt de la science exige que l'on consacre et fasse connaître les doctrines et les observations contradictoires. Elles seules peuvent conduire à de nouveaux examens et à la découverte de la vérité.
>
> CABANIS.

> *Miserrimum genus morbi, in quo, simul æger et siti et aquæ metu cruciatur.*
>
> CELSE.

I. — De la Rage et de l'Hydrophobie. — Définition.

Tous les jours on emploie le mot *Hydrophobie* comme synonyme de rage : c'est à tort.

Le mot *Hydrophobie*, dérivé de deux mots grecs (peur de l'eau), employé seul, ne convient pas pour désigner *la Rage*. — Il n'en peint, en effet, qu'un des symptômes, qui, quelquefois peut manquer dans la rage, surtout dans l'intervalle des accès ; il manque même chez quelques espèces d'animaux, comme nous le verrons par la suite.

Ce symptôme, l'horreur des liquides, n'est donc ni infaillible, ni absolu : il peut se développer spontanément chez l'homme, et on peut le retrouver dans d'autres maladies qu'il n'est pas permis de confondre avec la rage, telles que l'hystérie, certaines formes ataxiques de la fièvre typhoïde ou des fièvres pernicieuses ; dans le cours de certaines grossesses, ainsi que le *Dictionnaire des Merveilles de la nature* en cite un exemple bien remarquable.

Il a été observé dans quelques cas d'intoxication par les narcotico-acres, dans quelques phlegmasies sur-aiguës, ou névralgies du pharynx ou de l'œsophage, alors que les mouvements de déglutition étaient devenus extrêmement douloureux. Le malade peut repousser instinctivement, avec une sorte d'horreur, les boissons qu'on lui présente, ou qu'on veut lui ingérer. Entre autres faits de ce genre, j'ai été témoin d'un, très-caractérisé, chez une idiote affectée d'angine tonsillaire abcessive très-grave, dont elle guérit d'ailleurs parfaitement. Au plus fort du mal, lorsqu'on lui présentait un liquide, elle entrait aussitôt dans une sorte de fureur convulsive, par le seul sentiment instinctif de la douleur que la déglutition provoquait chez elle.

Il en est donc de l'*Hydrophobie* comme de la *Phagophobie* (crainte de manger, appréhension des aliments solides), que l'on rencontre dans certaines névroses, surtout dans celles de la partie supérieure de l'appareil digestif, telles que la bouche, le pharynx et leurs annexes.

Le mot *Rage* me semble donc devoir être exclusivement employé pour désigner l'affreuse maladie qui nous occupe ici : la rage vraie, la rage contagieuse, la rage canine, dont le caractère essentiel est l'origine, dont la cause est l'inoculation d'un virus spécifique, et dont, jusqu'ici, la terminaison est la mort.

Si l'on veut se servir, dans ce cas, du mot *Hydrophobie*, il faut le faire suivre de l'épithète *rabique*.

Nous la définirons donc ainsi :

Rage, *Rabies* des Latins, Λυσσα des Grecs, *Wuth* des Allemands, *Madness canine* des Anglais, *Rabbia* des Italiens, *Rabia* des Espagnols : Maladie pouvant se développer spontanément chez certains animaux des genres chien et chat, produite toujours chez l'homme par l'inoculation de la bave d'un animal enragé, et caractérisée pendant les accès, par l'horreur des liquides, par l'impossibilité de les avaler, par des frémissements convulsifs, par des convulsions revenant sous forme d'attaques, et, jusqu'à ce jour, s'étant constamment terminée par la mort.

II. — Fréquence absolue de la Rage.

La rage est heureusement une affection fort rare, chez l'homme particulièrement ; peu facile, par cette cause, à étudier *de visu;* et quoique, chaque année, les journaux politiques signalent à l'attention publique un nombre assez considérable de faits relatifs à des chiens enragés ou soi-disant tels, ou à des individus mordus par eux ; les cas de rage avérée sont, en somme, extrêmement peu nombreux. La presse médicale, seule compétente en pareille matière, n'en signale, qu'à de fort rares intervalles, des cas authentiquement constatés.

Désireux d'avoir à ce sujet des renseignements précis, j'ai interrogé à peu près tous ceux de mes honorables confrères et collègues , dont la clientèle est la plus étendue. Pas un n'a rencontré cette affection dans sa pratique. Les registres de notre Hôtel-Dieu, dans une période de 35 ans, ne font mention d'aucune entrée pour cause de rage , et une des vénérables religieuses de l'établissement, qui, depuis 42 ans, consacre son existence au soulagement des malades, m'a affirmé n'avoir été témoin que d'un seul cas de rage dans sa longue carrière, toute passée pour ainsi dire au chevet de la souffrance. — Encore a-t-il trait à un individu entré pour toute autre cause , qui n'avait jamais été mordu par un animal enragé, et chez lequel la rage, ou plutôt une affection furieuse ayant une certaine identité avec elle par ses symptômes et sa terminaison fatale, se déclara spontanément.

Comme il n'est plus permis, dans l'état actuel de la science, d'admettre le développement spontané de la rage chez l'homme, ce fait est pour moi comme non avenu.

Je puis ajouter encore que deux des plus honorables professeurs de notre école, *Le Sauvage* et *Raisin*, dans une pratique de plus de cinquante années, ne l'avaient observée qu'une seule fois; et encore c'était ensemble, sur le même individu, dont j'aurai occasion de reparler plus tard.

Pour mon compte, dans une pratique de plus de vingt années, je ne l'ai jamais rencontrée; et j'ai eu pourtant occasion de voir de fréquentes morsures de chiens, blessures qui n'avaient été l'objet d'aucune espèce de traitement. — Le seul cas dont je me souvienne remonte déjà à 1830, alors que j'étais attaché, comme élève de l'Hôtel-Dieu de Paris, au service chirurgical de *Dupuytren*.

De tout ceci on est en droit de conclure que la rage est, en somme, une maladie fort peu commune, et partant fort incomplètement étudiée. Néanmoins, il en est peu sur laquelle la plume des médecins se soit de tous temps plus exercée. C'est, probablement, pour se dédommager de la rencontrer si peu qu'on a tant écrit sur elle; et tout le premier, peut-être, j'obéis, à mon insu, à la commune influence.

Aussi, ce ne sont pas les matériaux qui manquent à quiconque veut étudier ce sujet. Dès 1777, *Andry* portait à 300 le chiffre des auteurs qui avaient écrit sur cette affection. Depuis cette époque, il s'est accru au moins d'une centaine, et l'on peut dire avec *Rochoux* que le nombre des faits de rage bien constatés et d'une importance réelle n'est pas, à beaucoup près, aussi considérable que celui des volumes où il faut aller les chercher.

III —Causes de la Rage.

La rage ne se développe jamais spontanément chez l'homme. Ce fait est admis par tout le monde aujourd'hui. Les quelques observations qui tendraient à faire preuve du contraire manquent d'authenticité. Pour que l'homme contracte la rage, il faut qu'il y ait eu contagion.

Il n'en est pas de même des carnivores digitigrades appartenant au genre *Canis*, tels que le loup, le renard, le chien surtout, ou au genre *Felis*, tel que le chat. Les auteurs les plus compétents s'accordent à dire qu'elle est fort rare chez le chat.

Les individus des genres que je viens de citer possèdent seuls le triste privilége d'enrager spontanément, c'est-à-dire sans inoculation antécédente, de transmettre la rage, et aussi de contracter, en cas d'inoculation, cette affreuse maladie beaucoup plus facilement que les autres animaux. —Ainsi, quatre hommes et douze chiens sont mordus par le même chien enragé. Tous les chiens périrent atteints de la rage, et les quatre hommes échappèrent à la maladie, bien qu'ils n'eussent employé que les précautions banales que l'on voit journellement échouer.

Ces chiffres me paraissent, néanmoins, atteints d'exagération. La suite nous le prouvera.

Ce point doit être admis à la lettre : aussi relèguerons-nous dans le domaine des commères, et au nombre des histoires bonnes à bercer les enfants, celles de coqs et de canards enragés spontanément, parce qu'on leur avait enlevé lenrs femelles, et ayant de plus communiqué la rage l'homme.

Ces faits sont pourtant racontés par de graves auteurs, et au milieu de fort sérieuses observations.

Etant donc admis que la rage ne se développe jamais spontanément chez aucun autre animal que ceux du genre chat et surtout chien, nous n'avons à étudier son invasion que dans ces deux espèces d'animaux.

Les renseignements manquent absolument sur son développement fort rare, je le répète, chez le chat. Aussi ne nous occuperons-nous de ces causes que chez le chien.

La plupart des auteurs qui ont écrit sur la rage ont signalé, au nombre de ses causes occasionnelles chez les chiens, la colère, l'usage d'aliments chauds, de viandes putréfiées, d'eaux corrompues, la privation d'aliments et de boissons, la fatigue exagérée, les chaleurs et les sécheresses excessives, les froids rigoureux de certaines saisons de l'année qui privent ces animaux des moyens de se désaltérer d'une manière convenable et suffisante.

Toutes ces causes me semblent avoir été mises bien légèrement en avant.—Quoique le contraire ait été avancé ; lorsqu'on est venu à soumettre ces assertions au creuset d'une expérience rigoureuse, on n'est jamais parvenu à développer artificiellement la rage chez ces animaux, sous l'influence exclusive d'aucune d'elles, ni même par la réunion de plusieurs d'entr'elles.

En effet, un relevé statistique fait par *Trolliet*, dans son *Traité de la rage*, établit que cette maladie est inconnue, ou tout au moins excessivement rare, dans les climats très-chauds ou très-froids ; plus commune, au contraire, dans les pays tempérés que dans les autres climats.—D'après le même relevé, quoique pouvant exister à toute époque de l'année ; c'est surtout aux mois de mai et de septembre que l'on a constaté le plus grand nombre de chiens enragés, et ces mois sont ceux où l'on éprouve la température la plus modérée ; tandis que les mois de Janvier et Août, ceux de la température la plus basse et la plus élevée, sont, en même temps, ceux où l'on en observe le moins. J'ajouterai que tous les médecins voyageurs s'accordent à dire que la rage ne se montre jamais en Egypte, en Syrie, à Constantinople, et qu'elle paraît également inconnue au-delà des cercles polaires.

D'un autre côté, *Dupuytren, Breschet, Magendie*, qui se sont livrés à des recherches sur ce même sujet, ont laissé, en différentes saisons, mourir de faim et de soif des chiens et des chats. Ils ont succombé sans que *pas un* présentât un seul symptôme de rage.

Quelques auteurs ont aussi signalé l'influence du rut, la privation de la liberté, la gêne apportée à leurs instincts, et la privation des plaisirs vénériens. Ceux-là me paraissent tout-à-fait dans le vrai.

Un médecin allemand, *Grœve*, avança en 1818 les observations suivantes :

1° La rage avait été, d'après cet observateur, produite spontanément chez des chiens que l'on empêchait, à plusieurs reprises, de satisfaire leur appétit vénérien.

2° — Qu'on veuille bien me pardonner quelques expressions, peut-être un peu trop techniques, dont je serai obligé de me servir.—Honni soit qui mal pourrait y penser.

La science, quelle que soit la technologie dont elle use, doit conserver son auréole de chasteté, comme l'art du peintre ou du statuaire doit conserver la sienne aussi, quelle que soit la nudité des formes qu'il reproduit.

La rage avait été assez souvent causée chez des chiens de pâtres par la masturbation exercée sur eux par ces derniers ; acte qui excite, au plus haut degré, l'appétit vé-

nérien chez ces animaux, sans qu'ils puissent le satisfaire, parce qu'alors il n'y a pas éjaculation.—La structure
spéciale des organes sexuels et génitaux, chez les animaux
du genre *canis*, rend compte de cette particularité.

3º Les chiennes ne sont jamais prises spontanément de
la rage, parce que l'appétit vénérien est moins violent chez
elles que chez les mâles, et aussi, parce que cet appétit
éprouve chez elles de longues intermittences, et qu'il est
presque toujours satisfait.

La rage s'engendre donc chez le chien, uniquement par
suite du désir vénérien porté à l'excès et non satisfait. Cette
cause paraît absolue et exclusive dans la production spontanée de cette maladie, et se retrouve partout où se manifeste la rage essentielle.

Beaucoup de praticiens commencent à adopter aujour-
d'hui ces idées. — Un médecin italien, le docteur *Augustino
Capello*, de Rome, après s'y être associé, en a fait le point
de départ, en 1823, de savantes et très-intéressantes recherches, qui ne furent guère connues en France, et seulement encore d'un petit nombre de praticiens, qu'en 1834,
par un résumé de son Mémoire, donné par le docteur
Furnari.

Il y a quelques années, la section médicale d'un des
grands Congrès annuels scientifiques de France s'est ran-
gée à cette opinion, et c'est celle, je n'en fais pas doute,
qui finira par prévaloir, lorsqu'un plus grand nombre de
faits auront, avec le temps, été recueillis par des observateurs sérieux.

IV. — Du Virus rabique et de la transmission de la Rage.

Etant admis que la rage spontanée est une maladie exclusive au chat, et surtout au chien ; elle ne se développe jamais, chez aucun autre animal, que par suite d'inoculation d'un virus, soit par contagion directe.

Cette affreuse affection aurait donc, quant à sa transmission, un point d'analogie avec l'infection virulente occasionnée par la morsure des serpents venimeux, et le genre *Chien* et *Chat*, sous l'influence de certaines causes, dont l'action intime et relative nous échappe, serait apte à contracter, dans de certaines circonstances, des propriétés venimeuses.

Maintenant, quelle est la nature du virus rabique ? Est-il acide ou alcalin ? Participe-t-il, d'après *Le Camus*, de celle du phosphore ? — On n'en sait rien. — Il existe. — Voilà tout. — Toute autre assertion, à cet égard, est gratuite. — Il échappe à nos sens, à nos moyens d'analyse, et il nous est impossible, dans l'état actuel de la science, d'en déterminer la nature.

Le chien atteint de rage peut la communiquer à tous les autres animaux ; mais le plus grand nombre de ceux-ci, une fois infectés, et quoique succombant au mal, paraîtraient inaptes à la transmettre, soit à l'homme, soit à leurs semblables.

Ainsi, il n'y a pas d'observation authentique d'infection rabique causée par des oiseaux, par des herbivores, par des solipèdes, par des ruminants enragés, soit à des animaux de leur espèce, soit à l'homme, ou à d'autres animaux.

Breschet rapporte pourtant un fait, unique, il est vrai, dans les annales de la science, de communication de rage au chien avec de la bave écumeuse d'un homme enragé qui mourut le jour même de l'expérience.

Le même expérimentateur affirme aussi l'avoir inoculée, en 1815, à des chiens, avec la bave de chevaux, d'ânes et de bœufs enragés.

Ces expériences avaient été jusque-là faites, et ont été depuis répétées avec un complet insuccès, tant en France qu'en Angleterre.

Leur résultat est, de plus, en contradiction absolue avec l'opinion des vétérinaires les plus instruits, qui s'accordent à nier la possibilité de la contagion par la bave des animaux des ordres et genres précités. Elle n'a jamais réussi avec la bave des herbivores, quoique tentée nombre de fois. — Cette bave ne possède donc aucune propriété virulente ou délétère ; et ces espèces innocentes, qui vivent d'herbes, de fruits, de grains, peuvent bien la recevoir, mais ne la transmettent pas, comme si la nature eût voulu, par cette heureuse exception, les récompenser de leurs instincts pacifiques.

V. — **Conditions nécessaires à la transmission de la Rage.**

Nous devons les diviser en deux ordres :

1º Conditions nécessaires inhérentes à l'animal auquel la rage va être inoculée ;

2º Conditions nécessaires inhérentes à l'animal qui doit la transmettre.

A. — Conditions nécessaires inhérentes à l'animal auquel la rage va être inoculée.

Pour qu'un animal, quel qu'il soit, puisse subir l'inoculation rabique, il est de nécessité absolue que le virus soit introduit dans son économie par une solution de continuité. C'est même la seule voie d'intromission. — Il est donc absolument indispensable que ce virus soit porté sur une partie du corps dénudée, de son épiderme si c'est la peau, de son epithelium si c'est une membrane muqueuse.

Cette condition est de rigueur ; et si ces membranes, peau ou muqueuse, sont intactes, non excoriées, la bave d'un animal enragé peut y être impunément déposée.

Il doit bien probablement aussi en être, relativement à l'appareil digestif, du virus rabique comme du venin de la vipère. Ce dernier, en effet, peut être ingéré sans danger dans l'estomac, ainsi que l'ont prouvé, depuis *Celse*, les expériences plus récentes de *Magendie*, de *Davy* et de *Hippolyte Cloquet.* — Je ne sache pas qu'elles aient été tentées par personne avec le virus rabique. Je ne raisonne ici que par analogie.

La science possède, de plus, plusieurs exemples d'individus qui, par dévoûment ou intérêt, ont sucé les plaies faites par les morsures d'animaux enragés. Il n'est dit nulle part qu'aucun d'eux ait jamais contracté la rage ; et des peuples anciens, les Psylles et les Marses, guérissaient ces morsures, comme celles des serpents, en appliquant leur bouche sur la plaie, pour en sucer et en extraire le venin.

B. — *Conditions nécessaires inhérentes à l'animal qui doit transmettre la rage.*

Le virus rabique résidant uniquement dans la salive ou bave de l'animal enragé, il est nécessaire qu'il puisse porter cette bave virulente par inoculation dans l'économie, pour qu'elle y agisse par absorption directe. — Dans le cas de morsure, les dents font l'effet de dards empoisonnés qui déposent le venin, en même temps qu'ils produisent la so-

lution de continuité. Il faut donc que les dents soient con-
formées de telle manière qu'elles puissent entamer les
tissus. Les carnivores seuls sont aptes à le faire.

Je viens de dire que le virus rabique existe exclusivement dans la salive de l'animal. Ce point est hors de conteste. Il n'agit bien, comme infectant, que lorsqu'il est
porté dans le torrent circulatoire ; mais pour qu'il rede-
vienne virus, qu'il agisse comme tel, il faut que le sang,
qui a subi l'infection, ait été reporté vers les glandes salivaires ou mucipares des organes respiratoires ou vocaux ;
qu'il ait été élaboré par elles ; en un mot, que la salive ou
un fluide analogue ait été formé.

Aussi l'on a pu impunément injecter dans les cavités naturelles, et même dans le sang d'autres animaux, le sang
d'animaux atteints ou morts de la rage, sans la développer.
Des anatomistes se sont piqués ou blessés à des esquilles
osseuses, en faisant des recherches sur des sujets morts enragés, et je n'ai trouvé nulle part un seul cas dans lequel
la rage soit survenue.

Toutes les autres sécrétions, le sperme, la sueur, le lait,
jouissent de la même immunité. On a pu impunément se
nourrir du lait, de la chair d'animaux enragés, respirer
leur haleine, avoir les rapports les plus intimes avec eux.
On a fait manger à des porcs la chair, la langue, les
glandes salivaires, les organes génitaux, à l'état de cru-
dité, de chiens et d'autres animaux morts de la rage ; ils
n'ont en rien ressenti ses atteintes.

L'autorité des rares faits contradictoires avancés par
d'anciens auteurs a dû nécessairement tomber devant celle
de nombreuses et surtout plus rigoureuses observations.

Un autre point est encore, sinon incontestablement
prouvé, du moins admis par plusieurs auteurs dignes de
foi : c'est que l'action du virus rabique va en s'amoindris-

sant par des transmissions successives. Suivant quelques-uns même, son action délétère serait épuisée, dès la deuxième transmission, ou, en d'autres termes, l'animal spontanément enragé aurait seul le triste privilége de communiquer la rage.

Le docteur *Augustino Capello*, que j'ai déjà eu occasion de citer, à propos de ses savantes recherches sur la rage, pense que, contrairement aux autres virus qui jouissent de la propriété de se transmettre indéfiniment, il cesse même d'être contagieux.

Bien que ces observations soient en opposition avec celles de *Breschet*, qui prétend avoir pu communiquer successivement la rage à quinze ou seize chiens avec le même virus, sans que sa propriété contagieuse parût affaiblie, je ne dois pas moins tenir compte des faits assez nombreux sur lesquels *Capello* appuie sa théorie. Son Mémoire porte, d'ailleurs, le cachet d'une conviction profonde.

Ses opinions diffèrent totalement de celles généralement admises ; de plus, elles sont peu connues, et je crois faire acte utile en leur donnant la publicité qui dépendra de moi, ne fût-ce, le cas échéant, que pour les soumettre à un nouveau contrôle. — Je mentirais, d'ailleurs, à mon épigraphe en ne le faisant pas.

Selon *Capello,* la rage n'est transmissible d'animal à animal, et cela sans en excepter les espèces des genres *Chien* et *Chat,* qu'autant qu'elle s'est spontanément développée. — Ainsi, tout sujet atteint de rage par suite de morsure ou de tout autre moyen d'inoculation du virus, n'est pas apte à la communiquer.

Il base cette opinion sur une série de neuf observations recueillies par lui, de 1811 à 1823, et ayant trait à neuf sujets : 4 hommes et 5 chiens, mordus par des chiens *spontanément* enragés, et morts tous les neuf de la rage ; tandis qu'au contraire, aucun symptôme rabique ne se développa chez aucun des 27 individus qui furent mordus par ces 5 chiens, morts eux-mêmes de la rage communiquée par des chiens spontanément affectés.

. Suivant *Capello*, il existe encore une différence notable entre le chien atteint de rage spontanée et le chien atteint de la même maladie par communication. — Les symptômes sont plus intenses et plus prompts dans le premier cas. — Très-rarement le chien, spontanément enragé, est vu dans les endroits habités; il cherche les cavernes et les lieux retirés. Dans le second cas, il fuit beaucoup moins la société de l'homme.

Il résulterait donc de ces observations, venant comme corollaires de celles de *Græve* déjà citées :

1º Que le virus rabique perd sa propriété contagieuse après sa première transmission à un autre animal ;

2º Que, l'espèce mâle de certains genres étant *seule* apte à contracter la rage spontanée, la morsure faite par un animal femelle de ces mêmes genres serait exempte de tout danger, celles-ci n'étant aptes à contracter la rage que par communication.

Tout ce que je puis affirmer, c'est que, depuis de longues années que j'étudie cette question de la rage, bien que n'en ayant jamais rencontré un seul cas, j'ai réuni avec attention, depuis cette époque, tous les faits qu'il m'a été possible de recueillir, ne tenant, comme on le pense bien, compte que de ceux qui m'ont semblé mériter créance par les sources d'où ils me venaient, et sur lesquels j'ai pu avoir des renseignements précis. — Ils sont au nombre de 10 : tous relatifs à des chiens abattus comme enragés, ou soupçonnés tels. Huit ont pour objet des chiens rigoureusement tenus à la chaîne, ou scrupuleusement enfermés et gardés à la maison. Ces huit chiens appartenaient, m'a-t-on assuré, au sexe masculin, et, sans cause connue, avaient donné des signes de fureur rabique.

Les 9me et 10me ont trait à des animaux de la même espèce, errants, en fureur, abattus comme enragés, et sur le sexe et les antécédents desquels je manque de renseignements précis. — Le 8me est relatif au cas de rage chez l'homme, observé, dans leur longue carrière médicale, simultanément par *Le Sauvage* et *Raisin*. Il eut pour victime un homme mort enragé, après s'être fait lécher une plaie, qu'il portait à la jambe, par un chien mâle, de petite espèce, assez hargneux d'habitude, qu'il affectionnait néanmoins tout particulièrement et séquestrait d'une manière à peu près absolue.

Il appartient à de nouvelles et bien rigoureuses expériences et observations d'élucider ce qu'il y a de vrai ou de faux dans cette question. Pour moi, elle semble avoir des chances de possibilité.—Néanmoins, elle est trop grave, et l'adoption de ces idées, sans autre contrôle, pourrait entraîner de trop funestes conséquences, pour que je donne ces opinions autrement que sous toutes réserves. — Ma religion sur ce point n'est pas encore suffisamment éclairée. — *Adhùc sub judice lis est.*

VI.—Fréquence du développement de la Rage après morsure, ou tout autre mode d'inoculation directe.

Il ne faut pas s'imaginer que tous les individus mordus par des animaux sans conteste enragés, enragent nécessairement. — D'abord, je pense qu'il peut exister des constitutions réfractaires à l'influence du virus rabique, comme on en rencontre de réfractaires à diverses autres inoculations virulentes.

Laissant donc, pour un moment, de côté la possibilité des causes de non-transmission que je viens de traiter, beaucoup d'autres aussi peuvent s'opposer à la propagation de cette maladie, alors même que l'animal infectant se trouverait dans toutes les conditions nécessaires à la transmission du mal.

Pour que les phénomènes rabiques puissent se transmettre, il est, avons-nous dit, une condition première, une nécessité absolue; à savoir que la salive ou bave de l'animal enragé ait été inoculée par une blessure; et, le plus souvent, comme celle-ci n'a lieu, chez l'homme surtout, qu'à travers des vêtements qui essuient la bave, la dent n'attaque les tissus qu'après qu'elle n'est plus chargée de virus; de telle sorte qu'il ne s'insinue pas dans la plaie. Alors il ne peut y avoir inoculation. Aussi est-il bien reconnu que, chez l'homme, les morsures faites aux mains et au visage sont les plus dangereuses, celles du visage surtout, les mains se trouvant quelquefois protégées par des gants.

Les choses peuvent se passer de la même manière, lorsqu'un animal est mordu dans une de ses parties où le système pileux est développé.—De plus, l'animal enragé dont la gueule a été, par le fait de mordre, momentanément essuyée, en quelque sorte asséchée, venant à mordre aussitôt après un autre individu, avant qu'une nouvelle sécrétion virulente ait eu le temps de s'opérer, peut bien ne lui apporter aucune contagion.—La non-transmission de la rage n'a rien d'extraordinaire dans ces circonstances.

Ce qu'il m'a paru curieux et important de constater, c'étaient les proportions dans lesquelles les animaux mordus, *à nu*, ont comparativement contracté la rage.

J'ai puisé ces renseignements aux sources les plus authentiques qu'il m'a été possible de le faire. Ainsi :

Un des savants professeurs de l'Ecole vétérinaire d'Alfort, M. *Renaud*, a eu occasion d'observer, dans la période décennale de 1827 à 1837, 244 chiens amenés aux hôpitaux de l'Ecole, après avoir été mordus dans les rues par des chiens enragés ou suspectés de l'être.—Ces 244 animaux y sont restés, en moyenne, plus de quatre mois en observation, sans avoir subi aucune espèce de traitement.

— 74, ou le tiers à peu près, sont devenus enragés.

= 130, ou les deux tiers, n'ont rien éprouvé.

Au point de vue de l'observation scientifique, ces chiffres n'ont rien de bien rigoureux, je l'avoue.—En effet, rien ne prouve authentiquement, d'une part, l'existence de la rage chez le chien qui a mordu. D'autre part, la morsure avait pu être faite sur des parties assez pourvues de poils pour absterger la bave virulente et empêcher l'inoculation par la plaie.—De plus, la plaie avait pu saigner suffisamment pour entraîner et rejeter au dehors le virus infectant.

M. *Renaud* s'est livré à de nouvelles expérimentations beaucoup plus concluantes. Il a fait mordre, à diverses reprises, par des chiens enragés, et sur des parties où la peau est fine et dépourvue de poils, des chiens et des herbivores. —Ou mieux, puisant dans la gueule de ces chiens enragés, au moment de leurs plus forts accès, une certaine quantité de salive, il l'a inoculée sur plusieurs régions sous l'épiderme d'autres animaux.

= 99 individus, chiens, moutons et chevaux, ont été ainsi mordus ou inoculés.—Sur ce nombre, 67 seulement, soit environ les 2/3, sont devenus enragés. Les 32 autres, restés en observation pendant plus de cent jours, n'ont rien éprouvé.

La proportion précédente se trouve donc ici renversée ; et, dans ce dernier cas, les 2/3 des animaux soumis à ces expériences sont morts de la rage. — L'autre tiers, sans avoir subi aucun traitement ou régime préservatif quelconque, a échappé à la maladie.

Dans les premiers faits, au contraire, ceux d'animaux accidentellement mordus, un tiers seulement avait succombé.

Les relevés fournis par d'autres professeurs d'Ecoles vétérinaires donnent des résultats à peu près analogues. Ainsi :

M. le professeur *Rey*, à l'Ecole vétérinaire de Lyon, établit que la proportion des animaux mordus accidentellement dans les rues et mis en observation à l'Ecole, est, par rapport à ceux qui deviennent enragés :

Pour les chiens : : 5 : 1. Pour les chevaux : : 4 : 1.

Tandis que, pour les animaux qu'il a fait mordre ou inoculés expérimentalement, le rapport a été : : 3 : 2. Soit les 2/3. Résultat identique à celui obtenu à Alfort.

A l'Ecole de Toulouse, M. le professeur *Lafosse* n'a vu la rage se développer que sur 5 des 16 animaux (sur un peu moins du tiers), chiens, bêtes bovines ou chevaux qui avaient été accidentellement mordus et soumis à son observation.

A Berlin, les proportions sont moindres encore : sur 137 chiens mordus dans les rues de la ville et amenés aux infirmeries de l'Ecole de clinique vétérinaire, pour y être mis en surveillance, le professeur *Hert* n'a vu la rage se développer que chez 16.—121 n'ont rien éprouvé.

Le rapport entre les chiens mordus et les chiens ayant contracté la rage, ne serait que : : 8 : 1.

Sur 25 chiens que le même professeur a fait mordre expérimentalement, ou qu'il a inoculés avec de la salive recueillie sur des chiens enragés pendant leurs accès, et qu'il a ensuite abandonnés à eux-mêmes, 10 seulement sont morts de la rage. 15 n'ont éprouvé aucun accident.

Ces exemples, que je pourrais multiplier d'ailleurs, me semblent suffisants.

Il résulte donc évidemment de ces observations faites, dans des lieux divers, par différents observateurs, et à des époques qui ne sont pas les mêmes, que, à prendre les choses au pis, les 2/3 au moins des individus qui sont mordus accidentellement par des chiens vagabonds enragés, ou supposés enragés, échappent à la rage, même sans aucun traitement.

Il en résulte également, toujours en prenant la proportion la plus forte parmi celles qui ont été constatées, que, dans les circonstances les plus favorables à la transmission, c'est-à-dire quand la salive de chiens manifestement enragés a été déposée par morsure à *nu*, ou par inoculation, dans des plaies d'autres animaux, le tiers au moins de ces derniers, abandonnés à eux-mêmes, ne contracte pas la maladie.

La rage n'est donc pas une affection aussi nécessairement contagieuse et transmissible qu'on est, généralement dans le public, porté à le croire.

Tous ces points m'ont paru capitaux, au point de vue de l'étude de la rage, de son étiologie, de son mode de transmission, et peut-être aussi au point de vue de l'application des mesures d'hygiène publique que, dans une sollicitude louable, il est vrai, mais peut-être exagérée, l'administration prend dans la plupart des localités de la France, chaque année, au retour de la saison des chaleurs, époque à laquelle *il est convenu* que la rage doit particulièrement se développer.

Mais je réserve cette partie de la question ; je l'aborderai plus tard.

VII. — Nature et siège de la Rage.

On retrouve encore , à ce sujet, les opinions les plus contradictoires. — Quelques-uns, niant l'existence du virus rabique , ne veulent voir dans la rage qu'une affection mentale, placent son siége dans l'imagination, et attribuent tous les accidents à la peur, résultat de l'idée si répandue partout, qu'elle nous est inculquée dès nos plus jeunes ans, grandit avec nous, fait en quelque sorte partie de notre être, et devient pour ainsi dire instinctive ; à savoir que la morsure d'un chien doit déterminer la rage.

Je ne m'arrêterai pas à discuter et à combattre cette opinion, qui ne supporte même pas un examen tant soit peu sérieux. Elle tombe d'elle-même, sapée par l'incontestabilité des faits.

Et, d'ailleurs, si la peur et l'imagination sont pour tout dans le développement de la rage, comment expliquer sa production chez l'enfant à la mamelle , chez l'idiot de naissance, chez la brute? — Assurément il y a là autre chose.

Le professeur *Grisolle*, entre autres, l'envisageant quant à sa cause, a placé la Rage parmi les empoisonnements. Le professeur *Andral*, laissant la cause de côté et n'envisageant la maladie qu'au point de vue des symptômes, la range dans la classe des névroses ou lésions fonctionnelles de l'appareil nerveux, caractérisées par une exaltation de la sensibilité et ne laissant pas après elle de caractères anatomiques appréciables.

Quoique s'étant placés, pour leur classification, chacun à un point de vue différent, l'opinion de ces deux savants pathologistes me semble résumer tout ce qui a été dit ou sera dit de sérieux sur la nature de la rage.

Quant à sa cause, en effet, c'est bien un empoisonnement. Son développement n'est-il pas toujours le résultat d'une infection virulente; et peut-être même chez le chien spontanément enragé, ainsi que nous le verrons, les choses ne se passent-elles pas autrement?

Quant à ses symptômes, qui pourra nier que le système nerveux ne soit la partie lésée, et que les phénomènes pathologiques que l'on observe ne soient le résultat d'un vaste ébranlement, d'une immense surexcitation fonctionnelle de ce foyer de la vie : surexcitation qui se traduit pendant l'existence par une exaltation de la sensibilité et de la motilité générales, ainsi que nous le verrons au chapitre des symptômes, pour ne laisser après la mort aucune lésion anatomique, sinon appréciable, au moins spéciale à cette terrible maladie?

VIII. — Caractères anatomiques de la Rage.

J'ai, sur ce point, encore une erreur à combattre. On accueille, en général, avec trop de légèreté, l'appréciation des caractères anatomiques que la rage laisse ou plutôt est censée laisser après elle chez les animaux qui y succombent. — De là, le plus souvent, le point de départ de ces assertions erronées, de ces causes d'inquiétude que l'on voit ensuite s'infiltrer dans le public.

Il n'y a guère de mois où quelque Gazette, en rendant compte d'un fait plus ou moins contestable de rage, ou au moins de fureur, chez un animal immédiatement abattu, avec ou sans l'intervention de l'autorité, ne termine son article par cette phrase, que je pourrais dire consacrée par l'usage : M. X. ou M. Z., vétérinaire distingué, appelé à pratiquer l'autopsie, a constaté chez le sujet tous les signes caractéristiques de la rage.

J'en demande bien pardon à M. X. ou à M. Z.; et, ici, j'affirme sur l'honneur que je ne veux faire allusion à personne, et qu'en écrivant ces lignes, ma pensée ne s'arrête sur aucun nom propre que ce puisse être. Mais je désirerais, avant tout, qu'ils voulussent bien me dire en quoi consistent pour eux les caractères anatomiques de la rage, les traces constantes qu'elle laisse après elle sur les sujets qui y ont réellement succombé?

Du moment où ils m'auront démontré que cette maladie se traduit, après la mort, par une lésion anatomique, constante, identique, par une altération *sui generis*, qui ne puisse être rapportée qu'à elle-même, alors je passerai condamnation et n'aurai plus qu'à m'incliner.

C'est que, malheureusement pour la science exacte, il est loin d'en être ainsi; et les lésions cadavériques observées chez les animaux, à quelque ordre ou classe qu'ils appartiennent, ayant succombé à la rage, n'ont rien de spécifique. Ils ne présentent au scalpel de l'observateur rien qui ne puisse tout aussi bien se retrouver dans telle ou telle autre affection la plus disparate, quant à sa cause et quant à ses symptômes, d'avec la maladie qui nous occupe.

Cette formule, contre laquelle je m'élève, doit donc être désormais rayée ou réduite à sa juste valeur. Une pareille assertion est contraire, à la vérité, à l'opinion la plus formelle de tous les médecins les plus érudits. Elle est une sorte de déni jeté à la science positive. C'est, en un mot, tendre à propager indéfiniment un préjugé, une erreur, et telle ne doit pas être la mission de la presse.

En le faisant, c'est sacrifier, à son insu, à cet adage déloyal : *Populus vult decipi...... ergo decipiatur.* Le vulgaire veut être trompé..... donc qu'on le trompe. — Moi , je dis : qu'on l'éclaire.

Comme preuve de ce que j'avance , je crois devoir reprendre en détail ces soi-disant caractères cadavériques.

Voici donc ceux que s'accordent généralement à signaler les auteurs qui ont pratiqué des autopsies de sujets enragés.

Nous allons passer succinctement en revue chacune de ces lésions, en appréciant la valeur pathognomonique réelle de chacune d'elles.

Elles portent sur les organes ou appareils d'organes suivants :

A. *Centres et appareils nerveux.* — Il semblerait *à priori* que là , surtout, on devrait rencontrer quelques désordres anatomiques spéciaux. Il n'en est rien ; ceux que l'on a observés sont ou inconstants, ou insuffisants pour expliquer la gravité des désordres fonctionnels observés pendant la vie. Ainsi, on a trouvé les enveloppes membraneuses du cerveau, les méninges injectées de sang ou infiltrées de sérosité ; on a vu aussi le cerveau et la moelle épinière dans le même état ; on y a reconnu divers ramollissements, soit dans leur totalité , soit dans des points circonscrits seulement. Tantôt, c'était dans les hémisphères cérébraux, tantôt dans le cervelet. D'autres fois, on a constaté des lésions dans les ventricules. On a trouvé le tissu-sous-arachroïdien infiltré de sérosité, les sinus cérébraux et cérébelleux gorgés de sang.

La plupart de ces lésions sont, évidemment, consécutives à la gêne qu'éprouve la respiration pendant les accès convulsifs que nous décrirons plus tard.—Une fois, on a trouvé le nerf pneumo-gastrique très-rouge. — Mais, à côté de ces faits, il en est d'autres où l'on n'a pu constater aucune des lésions précitées. — Et encore, les eût-on rencontrées plus

constamment, je prétends qu'elles n'ont rien de spécifique, et qu'on les retrouve d'une manière bien plus
positive dans presque toutes les affections aiguës ou chroniques de l'encéphale, qui se sont traduites pendant la vie
par des symptômes n'ayant aucun point de ressemblance
avec ceux de la rage.

B. *Appareil digestif.* — Les organes digestifs, examinés
depuis la bouche et les glandes salivaires jusqu'au rectum,
ne présentent non plus aucune altération, sinon sensible,
au moins constante. Ainsi, on a trouvé la membrane muqueuse de la bouche, de l'œsophage, de l'estomac, des intestins, très-rouge et enflammée. On a vu les follicules intestinaux développés ; mais on les retrouve à cet état dans
d'autres maladies : la fièvre typhoïde ; le choléra, par
exemple. On a vu les glandes salivaires très-tuméfiées ;
dans un cas aussi, on a rencontré une accumulation d'une
grande quantité de bile noire dans la vésicule du fiel. — Mais
toutes ces lésions, ou la plupart de ces lésions, n'existent-
elles pas aussi dans les inflammations aiguës de l'appareil
digestif, parmi lesquelles je pourrais prendre pour type
l'empoisonnement par les substances âcres et irritantes ?
Rien donc encore là qui soit spécial à la rage.

C. *Langue.* — *Pustules sublinguales.* — Je dois spécialement insister sur l'anatomie pathologique de cet organe,
uniquement à cause des fameuses pustules sublinguales signalées par *Marochetti*, et qui ont fait leur bruit et ont eu
leur retentissement dans la science.

On dit qu'on a trouvé *quelquefois* les papilles de la base
de la langue un peu plus grosses qu'à l'état normal. Notons
bien *quelquefois*, mais pas *toujours*. Ce développement
s'explique, du reste, tout naturellement par l'hypersé-

crétion de liquides dont tous les organes de la cavité buccale sont le siége chez l'enragé. Dans tous les cas, que cette
hypertrophie soit cause ou effet de la sécrétion exagérée,
elle manque plus souvent qu'elle n'existe. Rien donc là
encore de constant.

Quant aux pustules sublinguales, voici ce que j'ai pu
recueillir sur leur historique et ce qui me paraît le plus
vrai à leur égard :

Vers la fin de 1820, un médecin de Moscow, *Marochetti*,
publia le résultat de recherches faites par lui, de 1813 à
1818, sur la rage. Le premier, il signala l'existence, chez
l'animal enragé, de pustules disposées à la base de la partie
inférieure de cet organe, de chaque côté de son frein, et
leur donna le nom de *Lysses* ou *Pustules lyssiques* (du grec
Λυσσα, Rage).

Suivant lui, ce phénomène est concomitant de cette maladie.

Elles se produisent, suivant lui encore, du 3e au 9e jour
après la morsure, et il fait de la cautérisation de ces pustules par le fer rouge, plutôt que par tout autre moyen,
dans les 24 heures de leur apparition, la base d'un traitement sur lequel, pour ne rien anticiper, j'aurai occasion de
revenir lorsque je m'occuperai des moyens curatifs.

Cette opinion, du reste, bien probablement erronée, n'a
pas même le mérite de la nouveauté ; car *Etmuller*, qui,
lui-même, l'avait rajeunie en l'empruntant à *Pline,* sup-
pose qu'il existe sous la langue des chiens de petits vers
dont l'extraction, faite à temps, prévient constamment le
développement de la rage.

Le bon sens et l'expérience ont dès long-temps apprécié
cette assertion à sa juste valeur.

L'existence de ces pustules n'a jamais été constatée, que
je sache, en France, chez l'homme au moins, où, lorsque

l'on crut apercevoir et cautériser sous la langue quelque chose qui ressemblait à des pustules, la rage ne s'en développa pas moins.

Mais de ce que jamais ces pustules lyssiques n'ont été rencontrées chez l'homme atteint de rage, il ne s'ensuit pas qu'on ne puisse les observer chez les animaux d'un ordre inférieur. — Ici encore, les assertions sont tellement partagées, les faits observés se contredisent d'une manière tellement péremptoire, qu'il est impossible de formuler une opinion positive à ce sujet. — Tel dit avoir vu les *lysses*; tel autre, fort compétent aussi, prétend ne les avoir jamais rencontrées.

Il paraîtrait pourtant que l'existence de ces pustules se retrouve, sinon *toujours*, au moins *quelquefois* dans les genres *Canis* et *Felis*, surtout dans le premier.

Un habile médecin-vétérinaire de notre ville, M. *Cailleux*, auprès duquel j'ai cru devoir me renseigner à ce sujet, m'a assuré *tenir* de quelques-uns de ses confrères, dignes en tout point de sa confiance, qu'ils les ont quelquefois constatées chez le chien enragé. Elles existeraient à la partie inférieure de la langue de ces animaux, et ce serait dans elles que résiderait le virus qui transmet la rage. Quant à lui, il ne les a jamais personnellement vues.

Pour être vrai, le nombre de ceux qui ont vu ou cru voir les pustules signalées par *Marochetti*, est de beaucoup inférieur à ceux qui ne sont jamais parvenus à les apercevoir.

Pour mon compte, il me semble qu'il est facile de concilier la divergence qui existe entre ces divers observateurs.

L'inconstance du phénomène cadavérique, en admettant même qu'on regardât ces pustules sublinguales comme le véritable et le seul foyer d'infection, viendrait à l'appui de l'opinion de *Capello,* qui prétend que la rage spontanée est seule contagieuse.

Ne pourrait-on pas en tirer cette déduction logique, que ces *lysses* ne se rencontrent que chez l'animal devenu spontanément enragé, et que, lorsqu'on a constaté leur absence, c'est que l'animal ne l'était devenu que par un mode quelconque de transmission? Leur absence expliquerait donc l'innocuité de la morsure et l'impossibilité d'une nouvelle transmission de la rage communiquée.

Ceci n'est, du reste, qu'une hypothèse de ma part; je ne pourrais l'appuyer jusqu'ici d'aucune observation.

Le fait est, je le répète, que presque tous, pour ne pas dire tous les médecins qui ont observé la rage chez l'homme, qui, lui, ne devient jamais spontanément enragé, ont en vain cherché ces pustules dans l'espèce humaine; et c'est à dessein que je dis *presque tous les médecins*, car un seul que je sache, le docteur *Chabanon*, d'Uzès, d'après une note insérée au *Moniteur* du 25 juillet 1825, prétend avoir guéri, par cette méthode, plusieurs enragés.

Quant aux autres points de l'appareil digestif, tels que le pharynx, dont on a trouvé parfois la muqueuse rouge, sèche, luisante; je dirai que cet état pathologique se rencontre dans la pharyngite, après l'angine pharyngée, et s'explique aussi bien que le développement des papilles linguales par les efforts, par les contractions spasmodiques des muscles de ces parties pendant la vie, et aussi par la privation absolue de boisson pendant presque toute la durée de la maladie.

D. *Appareil respiratoire.* — On a rencontré de l'écume dans les bronches; le poumon gorgé de sang, comme engoué. Mais, outre que ces phénomènes sont aussi loin d'être constants, ne les retrouve-t-on pas dans la plupart des affections aiguës ou chroniques du poumon, et l'écume bronchique d'autant plus abondante que le râle de l'agonie, dont elle est d'ailleurs la cause, aura été plus intense ou se sera davantage prolongé?

E. *Appareil circulatoire.* — Rien là encore de notoirement spécial.—Le plus souvent, le cœur a été trouvé sain ; le sang à l'état naturel, dans son aspect extérieur au moins pendant la vie, et même après la mort ; et si, par exception, sur le cadavre, on l'a trouvé noir et fluide, ce phénomène se rencontre aussi chez les individus qui périssent par asphyxie ou par une maladie septique. —On en a aussi trouvé la presque totalité contenue dans les artères seules.

On a avancé à tort que les cadavres des individus morts enragés avaient une tendance marquée à la putréfaction. Cette assertion est gratuite. — Les recherches, faites à ce sujet par M. *Mesnière*, établissent péremptoirement que cette imminence de putrescibilité n'existe pas plus pour le cadavre de l'enragé que pour celui de l'individu mort de toute autre maladie.

J'ajouterai, qu'encore existât-elle, elle n'aurait rien de spécifique, et qu'elle se retrouve dans beaucoup de morts par asphyxie ou chez les sujets ayant succombé à une affection putride.—Cela tient probablement, dans ces deux cas, à la plus grande fluidité du sang.

F. *Plaie d'inoculation.* — Elle n'offre rien de spécial non plus ; elle peut rester béante, douloureuse, s'enflammer, suppurer : de même, et, c'est le cas le plus commun, se cicatriser spontanément et rapidement, comme la blessure la plus inoffensive.

On a dit qu'elle occasionnait une cicatrice saillante et douloureuse ; qu'elle se rouvrait au moment de l'explosion de la rage. — Ces assertions sont loin d'être prouvées, et semblent, au contraire, être démenties par l'autorité de faits bien observés. — Pourtant, pour tout dire, il arrive parfois chez les animaux, qu'au moment où la rage va se déclarer, la blessure devient rouge, chaude, douloureuse, qu'elle laisse suinter une sérosité roussâtre, et, le plus souvent, c'est l'animal lui-même qui rouvre les plaies en se frottant contre les objets qui l'environnent, ou en se grattant avec ses dents ou ses pattes. Puis, quelques jours après, survient la rage avec le cortège de symptômes que nous décrirons.

Il résulte de tout ceci que, chez l'homme, de même que chez les animaux qui succombent à l'hydrophobie rabique, les lésions anatomiques que l'on retrouve sont variables, accidentelles, et que, *sur leur simple examen, il est impossible de conclure que le sujet ait succombé à la rage*.

Il est plus que probable aussi que, souvent, dans ces autopsies, on a pris pour un état phlegmasique une simple congestion passive des organes.

Je ne puis donc trop le redire, la rage ne laisse après elle aucune lésion anatomique spéciale, caractéristique, constante, qui puisse à elle seule apporter quelque lumière sur la cause, le siége, la nature, ni même sur la réalité de cette maladie ; et nous ne sommes pas plus avancés, sous ce rapport, aujourd'hui, qu'aux temps de *Mead, Van Swieten, Bonnet, Morgagni*, qui, dans leurs recherches sur le même sujet, sont forcés de reconnaître et de confesser la même impuissance.

IX. — Incubation de la Rage.

Un animal donné étant mordu ou ayant subi l'inoculation expérimentale du virus rabique, il s'écoule toujours un certain temps entre ce premier fait et l'apparition des accidents caractéristiques de la rage.

Ce laps de temps, que l'on appelle période d'incubation, peut varier suivant une foule de circonstances. L'incubation semble moins longue chez les animaux que chez l'homme. *Énaux* et *Chaussier* donnent pour ces premiers un terme de 8 à 9 jours. Dans quelques cas pourtant, elle a pu ne faire explosion qu'après 40 jours. M. *Watrin* pense qu'après ce temps, il est très-rare qu'un animal mordu devienne enragé.

Chez l'homme, elle est rarement moindre de 12 à 14 jours ; elle est le plus généralement de 30 à 40. — On l'a vue ne se déclarer que deux, trois, quatre mois, même plus de deux ans après la morsure. Mais ces cas ne constituent que de fort rares exceptions. — Quant à ceux dans lesquels elle ne se serait déclarée qu'après 5, 10, 15, même 20 ans, il est permis de les regarder, sinon comme apocryphes, car, avant tout, ils sont relatés par des auteurs graves et dignes de foi, tels que *Morgagni*, au moins comme fort extraordinaires.

L'incubation peut, au contraire, en de certaines circonstances, être abrégée. Ainsi, une vive excitation nerveuse, une colère violente, une grande frayeur, une émotion subite, une insolation prolongée, une fatigue extrême, un coup porté sur les cicatrices, &c. , peuvent en diminuer la durée. Il en est de même des excès en tous genres. Au dire de *Mead*, un jeune homme, mordu le matin de ses noces par un chien enragé, s'étant, pendant le jour, livré avec ardeur aux plaisirs de la table, et pendant la nuit à ceux d'un autre genre, éprouva cette même nuit les atteintes caractéristiques du mal.

Mais, je le répète, tous ces cas sont exceptionnels, et nous devons accepter pour moyenne, chez les animaux, 10 à 20, chez l'homme 20 à 40 jours.

On n'observe, pendant toute la durée de cette période d'incubation, chez le sujet qui, dans quelques jours pourtant, succombera à la rage, rien d'extraordinaire.

Un calme insidieux masque, pendant tout ce temps, les phénomènes que rien bientôt ne pourra plus enrayer, et sous peu il fera place à des accidents variés, nombreux, et de plus en plus graves ; ceux des autres périodes que nous allons étudier sous les titres de : 1° Prodrômes de la rage ; 2° Rage confirmée ; 3° Période de collapsus.

X. — Symptômes de la Rage.

J'examinerai ces symptômes successivement chez l'homme d'abord, puis chez plusieurs des animaux d'un ordre inférieur que l'homme élève à l'état de domesticité.

Je préviens le lecteur que, n'ayant heureusement jamais été à même de les observer *de visu* d'une manière suffisante, je puise leur description dans les auteurs qui m'ont semblé l'avoir donnée la plus saisissante, la plus vraie. Ainsi, j'emprunte en grande partie tout ce qui a trait à l'homme, soit à M. *Rochoux*, soit au Traité de Pathologie interne de mon excellent ami, le professeur *Grisolle ;* de même que j'extrais ce qui concerne les différents animaux, du Traité de la Rage de M. *Auguste Watrin*, médecin-vétérinaire de la préfecture de police de la Seine. — Je ne pouvais invoquer des autorités plus compétentes, ni puiser à des sources meilleures.

Rage chez l'homme.

A. Première période. — *Prodrômes.*

Le malade éprouve, d'abord, dans les plaies une douleur plus ou moins vive, qui irradie vers le tronc en suivant les principaux trajets nerveux. — Quelquefois, si elles sont fermées, les cicatrices deviennent violettes, rougeâtres, tendues, et peuvent même se rouvrir. — Si la plaie suppure encore, le pus s'altère et se change en un liquide sanieux. Ces phénomènes du côté des morsures peuvent néanmoins manquer. En même temps, le malade éprouve une céphalalgie plus ou moins vive et de l'insomnie ; il devient triste, morose, inquiet, ou quelquefois irritable au dernier point, plus vif, bavard : s'il dort, son sommeil est troublé par des rêves effrayants. Presque tous se plaignent de douleurs vives ou contusives dans diverses parties du corps. Bientôt la simple irritation des plaies est remplacée par des irradiations comme électriques, et de plus en plus rapprochées, qui se portent jusqu'à la gorge et dans la poitrine. — Déjà on remarque dans les membres et le tronc quelques secousses convulsives. — L'appétit est diminué, même perdu. — Ordinairement le pouls est accéléré.

Ces troubles divers ont une durée de deux à six jours, et peuvent être regardés comme constituant les prodrômes de la rage, et comme formant la première période de la maladie.

B. Deuxième période. — *Rage confirmée.* — *Accès.* — *Leur marche.*

Tout-à-coup le malade éprouve une sorte de frisson, une horripilation générale intérieure, profonde, qui seule est déjà une souffrance cruelle. Il sent vers le diaphragme et à la gorge une constriction douloureuse, un sentiment de suffocation qui rend sa respiration pénible, haletante, entrecoupée, et lui arrache de temps à autre de profonds soupirs ou de brusques sanglots. — Il étouffe, demande de l'air à grands cris. — La déglutition est impossible. On dirait qu'une main de fer étreint convulsivement sa gorge contractée. Tout son corps est en même temps agité d'un frémissement nerveux général des plus violents. — La figure exprime la plus grande terreur. La face se colore, la peau devient chaude, le pouls est ordinairement plein, fort, fréquent, la bouche aride, la soif ardente, et cependant les boissons sont repoussées avec une horreur profonde. Après avoir lutté long-temps, quelques-uns finissent par approcher spasmodiquement un liquide de leurs lèvres ; mais à peine quelques gouttes ont-elles pénétré dans la bouche et le pharynx, qu'aussitôt on les voit se lever en bondissant sur leur séant, tourmentés de plus en plus par cette invincible constriction à la gorge. — Le seul aspect d'un liquide, la seule proposition de boire, irrite, révolte le patient, redouble la violence des accès, et souvent même suffit pour les reproduire après qu'ils ont cessé. — Chez quelques sujets, un son éclatant, une couleur vive, l'aspect d'un miroir, d'un corps poli et brillant, la simple agitation de l'air, l'éclat de la lumière, produisent les mêmes effets. — Tout, pour ces malheureux, devient une occasion de supplice.

Cette horreur des liquides offre d'ailleurs plusieurs degrés. Tantôt elle est complète, c'est-à-dire que les malades ne peuvent ni voir, ni entendre couler aucun liquide. Ils ont même peur des vases qui les contiennent. — D'autres ne peuvent boire ; mais la vue de l'eau est tolérée à tel point qu'ils consentent quelquefois à prendre un bain. Quelques-uns ne peuvent boire de l'eau ; mais il leur est possible d'avaler du vin ou du bouillon. On en a vu d'autres ne pouvant boire de l'eau contenue dans un verre ou une cuillère, mais avalant ce liquide, lorsqu'ils l'exprimaient d'un morceau de mie de pain qui en était imbibée. — D'autres parviennent sans trouble à sucer une tranche d'orange.

Chez les individus en proie à un accès de rage, l'ouïe est exaltée, le toucher très-délicat. — Ils ont, en général, une parole brusque, saccadée. — Leur conversation est animée. La plupart ont du délire, et souvent des hallucinations. —

Quelques-uns sont furieux ; ils injurient, blasphêment, crient, et poussent quelquefois des hurlements affreux. Ils cherchent à mordre ou à battre ; frappent, déchirent, arrachent tout ce qui se trouve à portée de leurs atteintes ; mais c'est le plus petit nombre. La plupart parviennent à maîtriser ces accès de fureur, et, les sentant venir, ils demandent à être attachés pour qu'il leur devienne impossible de faire du mal, ou bien engagent ceux qui les entourent à s'éloigner d'eux.

Quelquefois il arrive aussi que, suivant le caractère et le tempérament des sujets, et, probablement aussi, suivant d'autres causes qui nous échappent, telles que, peut-être, la quantité ou la qualité du virus absorbé, on observe, dans quelques-uns des symptômes de l'accès rabique, des différences très-notables. Ainsi, au lieu de cette fureur délirante dont nous venons d'esquisser le lamentable tableau, certains malades, moins nombreux il est vrai, montrent la tendresse la plus exaltée pour leurs proches et leurs amis, ou pour ceux qui leur donnent des soins. Ils sont doux, affectueux à leur égard, leur parlent avec la tendresse la plus expansive, et, ayant intimement la conscience de leur fin prochaine, leur adressent d'un cœur profondément reconnaissant et désespéré les plus déchirants adieux.

On en voit d'autres développer une force musculaire prodigieuse, rompre sans peine les liens les plus résistants. *Trolliet* en a vu s'élancer, en bondissant avec une agilité étonnante, à de grandes distances. Il en est qui sont pris d'un satyriasis violent, et *Haller* parle d'un enragé qui, en 24 heures, se livra trente fois à l'acte du coït. *Portal* a vu des femmes être atteintes d'une fureur utérine portée au plus haut degré, et *Magendie* rapporte le fait d'un sourd-muet de naissance, qui, pendant les accès, entendait très distinctement.

Tels sont les phénomènes qui constituent, à proprement parler, un accès rabique.

On voit donc, ainsi que je l'ai avancé en parlant de la nature de la rage, que, de quelque manière qu'elle se prononce, tout indique dans les symptômes une surexcitation nerveuse des plus intenses.

Cet accès dure dix, quinze, vingt minutes, une demi-heure, puis cesse quelquefois tout-à-fait pour se reproduire après un temps plus ou moins long, qu'il est impossible de préciser. — Pendant cette rémission, souvent le calme est assez complet pour inspirer au malade l'espoir d'une guérison rapide. Des médecins eux-mêmes ont pu y être trompés.

L'horreur des liquides cesse ordinairement, et des boissons peuvent être prises en assez grandes quantités, quoique toujours avec une répugnance qui, sans être aussi forte, est néanmoins un des traits caractéristiques de la maladie.

Il y a inappétence complète, constipation opiniâtre.

Au bout de deux, trois, quatre, cinq, six heures, plus ou moins, la rage éclate de nouveau ; les accidents que je viens de décrire reparaissent aussi violents, aussi terribles que par le passé, et les accès tendent à se rapprocher.

Il est rare qu'en somme, un malade en éprouve plus de sept ou huit. Le plus souvent leur nombre est moindre.

C. Troisième période. — *Collapsus* — *Mort.*

Cependant les forces du sujet s'épuisent. Le pouls commence à devenir petit, fréquent, serré ; une insomnie désespérante torture le patient. — Une sueur visqueuse, souvent fétide, inonde le corps. — La respiration s'embarrasse de plus en plus ; une douleur poignante, constrictive, siége à l'épigastre. De temps en temps, on voit l'inspiration être subitement arrêtée, interrompue, entrecoupée par la contraction spasmodique des muscles. Les yeux deviennent égarés, hagards ; la figure, d'une pâleur livide, exprime la terreur ; une bave écumeuse, et plus ou moins gluante, est rejetée par des efforts violents et presque continus d'expuition, qui, à mesure que l'on approche vers le terme fatal, devient incessante. Les troubles respiratoires augmentent ; il survient du hoquet, quelquefois des convulsions générales ; les yeux se cernent et s'excavent, les lèvres bleuissent, ainsi que l'extrémité des doigts, et, enfin, la vie s'éteint tout-à-coup, sans agonie, par suspension de la respiration, en quelque sorte inopinément, et lorsque la mort semblerait par l'état des forces être encore éloignée.

XI. — Durée et terminaison de la Rage.

Nous avons dit celles des prodrômes. — Une fois la rage déclarée, les malades succombent ordinairement, du troisième au cinquième jour au plus tard.

La troisième période est généralement plus courte que la deuxième. — Sa durée moyenne est de deux jours ; elle peut n'être que de 24 heures. — Pourtant on l'a vue exceptionnellement durer 3, 4, même 5 jours.

Quant à la terminaison, elle a toujours été, jusqu'ici, infailliblement la mort.

Je n'ai trouvé nulle part d'exemple de rage confirmée, ou pour mieux dire authentique, terminée par la guérison.

XII.—Symptômes de la Rage chez divers animaux.

Je la décrirai d'une manière succincte, successivement chez le Chien, le Chat, le Cheval, le Bœuf et les bêtes à cornes, les bêtes à laine et le Porc, comme étant les animaux domestiques chez lesquels on a le plus souvent occasion de l'observer.

A.—*Rage chez le Chien.*

Que la maladie se développe spontànément chez lui, ou qu'elle lui soit communiquée; les signes sont les mêmes dès le début de l'affection.

L'animal est triste, morose; il a dégoût pour tous les aliments, même pour ceux qu'il appète ordinairement. Lorsqu'il en prend, c'est en très-petite quantité, et, en quelque sorte, pour obéir à son maître, qui l'y pousse. Il est abattu, inquiet; il se laisse tomber plutôt qu'il ne se couche; il est indifférent à tout ce qui se passe autour de lui.

A ces signes légers en succèdent d'autres plus caractéristiques.

L'animal a l'œil fixe et comme enflammé, la tête basse; il porte aussi la queue basse entre les cuisses. Il fuit la lumière et les corps brillants·, se couche dans les endroits sombres, toujours la tête enfoncée dans la paille, s'il y en a, ou sous un objet quelconque.

Suivant le docteur *Augustino Capello*, que j'ai déjà cité, il y a une différence notable entre le chien spontanément enragé et celui enragé par transmission; et, suivant lui, on se le rappelle, incapable de communiquer la rage. Le premier fuit les lieux habités, recherche les lieux sombres, les cavernes. Le second, au contraire, continue ses habitudes et ne fuit pas la société de l'homme.

L'animal peut rester de un à neuf jours à ne présenter que ces premiers symptômes ; mais, toujours, la maladie fait des progrès, et le plus ordinairement du 3me au 4me jour. Alors, tous les symptômes précédents augmentent : l'animal est de plus en plus agité, se lève, cherche à fuir le logis ; il happe, comme si des mouches le tourmentaient, et fait entendre parfois des hurlements et un aboiement qui ressemblent à la voix du chien courant qui chasse dans le lointain. S'il est enfermé, il gratte la terre ou la paille, mâchonne indistinctement tous les objets qui sont à sa portée, avale indifféremment ceux qu'il saisit dans sa gueule, mord l'eau qui reflète son image, méconnaît son maître, se jette de préférence sur les animaux, mais principalement sur les chiens. L'agitation le porte à courir çà et là, mordant parfois tout ce qui se trouve sur son passage, quelquefois s'acharnant aux chiens jusqu'à les mettre en pièces.

La salive, ou plutôt la bave qui humecte à l'état de santé la gueule, devient plus épaisse et plus abondante ; elle est colorée par tous les corps plus ou moins boueux que le chien a mordus, quelquefois sanguinolente. Il est affreux d'aspect, et, s'il n'est pas arrêté dans sa course, il finit par tomber d'épuisement, et meurt dans les convulsions.

Les premiers accès de rage durent peu de temps. L'animal reprend du calme ; mais ce calme est bientôt troublé par un nouvel accès qui dure plus que le premier, et ainsi de suite jusqu'à la mort, qui, en général, ne se fait pas attendre plus de 36 à 72 heures.

Tous les chiens fuient celui qui est enragé, même dès son premier accès. Lorsque le chien bien portant est atta-

qué par lui, il ne se défend pas ; il est pris d'une telle horreur que le plus courageux perd jusqu'à l'instinct de la défense. Le plus petit attaque le plus gros, sans que celui-ci
cherche un instant à faire usage de sa supériorité ; s'il est
surpris par un chien atteint de la rage, il le flatte et cherche le moyen de se soustraire à son agression en fuyant,
lorsqu'il croit l'attention de celui-ci détournée.

L'orgasme vénérien est un des symptômes les plus constants de la rage, surtout chez les mâles. Les femelles l'é-
prouvent aussi, mais plus rarement. On cite, dans un pro-
cès-verbal de l'Ecole vétérinaire de Lyon, qu'une chienne
éprouva, deux jours avant de chercher à mordre, une telle
excitation des organes de la génération, qu'elle recherchait
ardemment les chiens, et que ces derniers la fuyaient,
quoiqu'elle ne mordît pas encore. Elle succomba à la rage,
quelques jours après.

Il devient évident, par tout ce qui précède, que le chien
a l'instinct de découvrir cette maladie chez l'animal qui en
est atteint, même avant que les symptômes soient appa-
rents pour nous.

Il y a des cas où le chien enragé perd complètement la
voix ; d'autres où il est en proie à un invincible assoupissement. Cet assoupissement constant pourrait faire croire
à une autre maladie ; mais, lorsqu'on touche à un animal
atteint de rage, le contact lui donne une secousse comme
électrique : alors il se précipite sur l'objet et le mâchonne,
ou, ce qui est le plus rare, il retombe dans son premier
abattement. Il urine comme les jeunes chiens. Son urine
est chargée et souvent noirâtre.

Ce dernier cas peut être confondu avec la *Rage-mue*,
dont je dirai un mot plus tard, à propos du diagnostic différentiel.

Il peut arriver que l'animal meure sans avoir quitté cette

attitude de tristesse et d'abattement, et, par conséquent, sans avoir fait aucun mal.

Enfin, on doit présumer qu'un chien est atteint de la rage, lorsqu'il mord, non pour se défendre, mais inopinément, sans provocation; en un mot, pour le besoin de mordre.

B.—*Rage chez le Chat.*

Elle a été bien plus rarement observée que chez le Chien.

Tout récemment, néanmoins (13 septembre 1855), la *Gazette des Hôpitaux* a rapporté, d'après un journal de Lyon, un cas de rage communiquée à un jeune homme par une légère morsure d'un chat avec lequel il jouait. L'incubation avait duré près de deux mois.

Je dois faire observer que le journal, auquel la *Gazette des Hôpitaux* a emprunté cette nouvelle, n'appartient pas à la presse médicale. Le fait pèche d'ailleurs par insuffisance de détails.

Qu'on ne perde pas de vue que le Chat peut, de même que le Chien, enrager spontanément.

Le Chat, qui doit devenir enragé, est triste; il refuse les aliments. Sa démarche est lente; il ne joue plus. Son poil se hérisse et perd son lustre. Il fuit les caresses, et, si on le touche, il griffe et cherche à mordre.

Ces symptômes augmentent; il fait comme le chien, il fuit le logis et attaque de la griffe et de la dent ce qui se trouve sur son passage, mais de préférence les chats. Sa voix change; elle devient rauque, souvent même complètement éteinte.

La mort arrive, du reste, comme chez le chien.

En somme, la rage est rare chez ces animaux. Nous en dirons plus loin les raisons probables.

Les animaux dont il me reste à m'occuper maintenant,

n'enragent jamais spontanément. Il faut que le virus rabique leur ait été communiqué.

C.—*Rage chez le Cheval.*

On retrouve chez lui, au début, les mêmes symptômes que chez le chien : tristesse, inquiétude, dégoût, &c.

Cependant, il est moins facile de se douter du mal avant que l'affection se dévoile avec des signes plus caractéristiques. Ainsi, l'animal se remue presque constamment ; il rue, frappe du pied, secoue la tête ; il a souvent des envies de mordre, se mord lui-même, bave considérablement, va jusqu'à se déchirer, à belles dents, les chairs des jambes. Ses yeux sont étincelants ; il mâche indistinctement le bois ou les pierres de sa mangeoire ; il ne boit plus et se jette sur l'eau sans en avaler. Vers le troisième ou le quatrième jour, les accès deviennent plus fréquents, l'animal est pris de tremblement et meurt dans les convulsions.

D. — *Rage chez le Bœuf, la Vache et les bêtes à cornes.*

Chez les animaux de ce genre, la maladie est plus prompte à se déclarer, et les symptômes sont des plus effrayants.

L'animal se tourmente beaucoup et fait entendre des beuglements rauques. Il va çà et là, monte dans la crèche, frappe de ses cornes, saute sur les autres, se précipite sur les personnes qui entrent dans l'étable. Une grande difficulté à uriner, puis un écoulement considérable d'urine, et une grande propension à l'accouplement se manifestent. Il bave beaucoup, laisse pendre sa langue, et boit souvent avec avidité l'eau qu'on lui présente. — L'agitation augmente ; le tremblement, les convulsions, puis le ballonnement du ventre et la paralysie des membres surviennent ; enfin une oppression considérable : et la mort arrive du troisième au quatrième jour.

Chez d'autres sujets, le *facies* dénote l'abattement ; ils restent couchés, et, lorsqu'on les oblige à se lever, le train de derrière est faible et comme paralysé : la langue pend, l'animal bave beaucoup, mange peu, et souvent boit avec avidité. — La paralysie augmente, au point que le devant seul peut exécuter des mouvements. L'animal se ballonne, puis meurt très-lentement. Jamais il n'y a d'aversion pour les liquides, et il faut savoir que ces animaux ont été mordus pour croire à la rage.

E. — *Rage chez les bêtes à laine.*

La maladie est chez elles la même que chez les bêtes à cornes. — Elle se reconnaît à la démarche incertaine, à l'inquiétude générale, à l'excitation vénérienne accompagnée de tristesse. — Jamais horreur de l'eau. — Elles frappent de la tête sans intention de livrer un combat, comme le font les bêtes les plus gaies du troupeau. L'animal devient sourd à la voix du berger, et ne craint plus la vigilance menaçante du chien.

La mort arrive comme dans les espèces précédentes.

F. — *Rage chez le Porc.*

Ici encore, à peu près mêmes symptômes. Il ne mange plus, la langue est pendante, la gueule remplie de salive épaisse. Il cherche rarement à mordre. Du sixième au septième jour, il est atteint de paralysie, et meurt le ventre gonflé.

Il résulte donc de l'aperçu que je viens de donner sur la

rage, dans les divers animaux domestiques, qu'il existe chez tous des symptômes communs, quel que soit l'espèce d'animal. — Ainsi, l'on observe chez tous la tristesse, l'abattement, l'aspect rouge et hagard des yeux, une intense salivation, l'envie d'attaquer en obéissant à leurs instincts naturels et en usant des moyens de combattre que la nature leur a départis : dents chez les carnassiers, cornes chez le Bœuf, pieds chez le Cheval, tête chez le Mouton ; quelquefois aussi en combinant ces différents moyens d'agression ou de défense. Mais les carnassiers sont, de tous, ceux qui en font le plus terrible usage.

Il y a encore, chez tous, un point désolant d'identité. C'est, comme chez l'homme, la terminaison funeste, et cette terminaison semble être plus rapide chez le chien que chez les autres animaux, surtout si on l'enchaîne lorsqu'on le reconnaît atteint des premiers symptômes de la rage.

Le plus souvent, dans ce cas, après 36 ou 40 heures il a cessé d'exister.

Reprenons maintenant nos études générales sur la rage.

XIII. — Pronostic et Marche de la Rage.

A quelque ordre, à quelque classe, à quelque degré de l'échelle animale qu'appartienne le sujet atteint de rage ; quels que soient son âge, son sexe, la saison, &c., le pronostic de cette maladie est toujours funeste.

Je crois l'avoir dit quelque part déjà, il n'existe pas de fait avéré de guérison de véritable rage, et je crois que l'on peut affirmer, sans crainte d'être démenti par les vrais observateurs, que ceux qui ont émis une assertion contraire ont pris pour la rage une maladie d'un tout autre caractère.

Quant à la marche de la rage, elle est toujours aiguë et peut être considérée comme continue avec exacerbations irrégulières ; car, bien que les accès ne se manifestent qu'avec des remittences plus ou moins prolongées, l'on ne peut nier que les désordres intestins n'en persistent pas moins, quoique ne se traduisant pas d'une manière aussi formidable, et n'en continuent pas moins de s'aggraver dans l'intervalle des accès.

On doit donc rejeter comme dénués de toute vraisemblance les cas de rage chronique, de rage intermittente, susceptible de reparaître à de longues périodes (sept années, par exemple), que quelques auteurs disent avoir observés.

A plus forte raison, faut-il reléguer au même rang ces *répits* d'accès pendant quarante jours et plus, ces intermittences de la rage, volontairement et à leur gré provoquées par l'attouchement des descendants de *saint Hubert*, dits pour cela *Chevaliers du répit*, ou par l'intervention de ceux qui s'étaient fait encastrer sous l'épiderme du front une fibrille de l'étole du saint, précieusement conservée à cet usage dans le monastère de *Saint-Hubert-des-Ardennes*.

Assurément toutes les pratiques recommandées par cette sainte légende, bien édifiante sans doute, qui, du VIIIe au XVIIe siècle surtout, ont rencontré de nombreux prosélytes; contre lesquelles les théologiens les plus érudits se sont si justement élevés ; que *Gerson, le docteur très-chrétien*, avait, en Sorbonne, stigmatisées ainsi : *Hæc omnia non sunt aliud quam vana religio : Tout ceci n'est qu'une dévotion ridicule;* toutes ces pratiques, dis-je, quoique sanctionnées de nouveau, deux siècles plus tard, par un édit royal du 30 décembre 1649, édit scellé du sceau de *Louis*, quatorzième du nom, feraient triste figure aujourd'hui, à moins qu'auprès de certains esprits toujours prédisposés à tout croire.

XIV.—Complications de la Rage.

Aucun auteur, que je sache, n'en a signalé ; et il devait en être ainsi. La rage est, en effet, une maladie assez grave, assez spécifique pour faire taire et annihiler, pendant le temps qu'elle tient un sujet dans ses mortelles étreintes, le germe ou les symptômes de toute autre affection, grave ou légère de sa nature.

XV.—Diagnostic de la Rage.

La rage ne peut guère être confondue chez l'homme avec aucune autre maladie. Les phénomènes par lesquels elle se manifeste ont un cachet trop net, une couleur trop tranchée, pour qu'il soit possible de méconnaître la nature du mal.

L'horreur des liquides, qui, ainsi que je l'ai dit au commencement de ce travail, accompagne quelquefois certaines affections nerveuses, telles que l'hystérie, l'épilepsie, ou certaines maladies inflammatoires aiguës de l'encéphale ou de ses annexes, ou encore certaines angines violentes, ou, dans quelques cas, l'empoisonnement par les narcotico-acres, se distinguera toujours de celle qui accompagne la rage, en ce qu'il y aura en même temps absence des symptômes caractéristiques de cette dernière affection, tels que l'abondance de la salivation, le crachottement, l'exaltation du désir vénérien, la constriction épigastrique et gutturale, la respiration entrecoupée, &c.

On arrivera donc facilement au diagnostic par une connaissance exacte des signes de la rage, et aussi par l'appréciation des commémoratifs et des symptômes concomitants.

Le cas le plus difficile serait celui d'un individu qui, mordu par un chien non malade, en a l'imagination tellement frappée qu'il se croit enragé et devient hydrophobe. Mais, ainsi que le fait fort judicieusement remarquer le professeur *Grisolle*, ce symptôme grave, né ici, uniquement par suite de la frayeur du malade, se manifestera peu de jours après la morsure. La période d'incubation manquera presque tout-à-fait ; on ne verra point non plus les symptômes de la première période. Enfin, l'hydrophobie développée ne s'accompagne ni du crachottement, ni des troubles respiratoires qui existent dans l'hydrophobie rabique.

Pour ce qui est du diagnostic différentiel chez les animaux, chez le chien particulièrement, on ne peut nier qu'il ne se présente parfois, dans quelques affections dont il peut être atteint, quelques-uns des symptômes que l'on retrouve dans la rage. Ainsi, dans la maladie dite des chiens, dans la gastro-entérite, la gastrite, l'angine, le croup, les vers intestinaux, on rencontre aussi la nonchalance, la morosité, l'abattement, des convulsions et quelquefois l'envie de mordre ; mais il est rare que le chien exécute son intention. Ce n'est jamais, alors, que lorsqu'on le touche ou le dérange, qu'il cherche à se défendre de la dent. Dans la rage, au contraire, il attaque volontairement ; il ne fait pas prise non plus en mordant, comme dans la rage. On dirait qu'il exécute cet acte par un mouvement nerveux des mâchoires.

Notons, de plus, que, dans la maladie des chiens, qui ne se déclare d'ordinaire que pendant la seconde dentition, l'œil est abattu, presque fermé, avec sécrétion chassieuse et même purulente dans l'angle nasal, et souvent jetage par le nez.

Dans la gastrite, la gastro-entérite, les vers intestinaux,

Il y a le plus souvent vomissements, diarrhée, soif inextin-
guible, appétition de l'eau fraîche ; ils boivent avec avidité,
dès qu'on la leur présente. — Rien de pareil à ces symptômes ne se manifeste dans la rage.

Dans l'angine, le croup, la déglutition et la respiration
sont souvent très-gênées ; mais il y a très-rarement envie
de mordre.

De plus, toutes ces maladies ont, en général, une marche franchement continue.

Enfin, dans aucun de ces cas, l'animal n'est tourmenté
par le désir vénérien. Il ne cherche pas non plus à fuir.

Ces divers aperçus suffiront, je le pense, pour empêcher
de confondre aucune de ces maladies avec la rage, et réci-
proquement.

XVI.—De la Rage-mue ou muette.

Je dois, pour terminer l'histoire des symptômes et du
diagnostic de la rage chez les animaux, dire, à cause de la
similitude de dénomination, un mot d'une maladie particulière au chien, et que l'on a encore assez communément occasion d'observer.

C'est la *Rage-mue* ou *Rage-muette* : *Dumb-madness* des
Anglais.

Cette affection est souvent la conséquence de morsures
faites par un chien enragé. Mais, le plus souvent aussi, son
développement est spontané.

Ce n'est peut-être qu'une variété de la rage.

Quelques vétérinaires veulent ne voir dans la rage-mue
qu'une angine.

Le chien, qui en est atteint, perd souvent complètement
la voix. Il ne peut ni crier ni mordre. Il tient la gueule

entr'ouverte, incapable de rapprocher les mâchoires pour saisir les corps qu'on lui présente. — Une bave filante découle ordinairement de sa gueule. Il est en proie à une grande anxiété, mais accompagnée d'une sorte de torpeur dans laquelle il retombe dès qu'on l'en tire, et ne présente pas d'accès de fureur comme dans la rage véritable que nous avons décrite.

La mort est la terminaison la plus ordinaire de cette affection ; pourtant, elle peut guérir par les seuls efforts de la nature. — Les annales de médecine vétérinaire en contiennent plusieurs exemples observés à l'école de Lyon.

On ne sait pas au juste si elle est contagieuse. J'ai en vain cherché la relation d'expériences ou d'observations directes à ce sujet. — Du reste, cette maladie me semble avoir été jusqu'ici insuffisamment et incomplètement étudiée.

XVII. — Traitement de la Rage.

J'arrive maintenant à la partie la plus désespérante de la tâche que j'ai entreprise.

En effet, quels qu'aient été les moyens de traitement curatif, soit généraux, soit spécifiques, employés jusqu'à ce jour ; il est douloureux de l'avouer : tous ont échoué de la manière la plus absolue, et les sujets ont toujours succombé, comme je l'ai dit dans le courant de ce travail.

J'aurais désiré, au moins, à défaut d'une analyse méthodique de tous les agents thérapeutiques proposés, en donner une nomenclature succincte, avec le nom des auteurs qui les ont indiqués. Le découragement m'a pris, et pourquoi ne le dirai-je pas ? la pitié et peut-être le dégoût aussi, lorsque j'ai vu les moyens les plus irrationnels ou les plus inertes ; les pratiques les plus absurdes et les plus inconcevables, vantés contre la rage par l'empirisme le plus aveugle ou le charlatanisme le plus éhonté, et reçus avec enthousiasme par la sottise ou la superstition.

Il faudrait un volume pour enregistrer tous les arcanes de ces prétendus guérisseurs. A quoi bon d'ailleurs?—Tous ceux proposés ne sont-ils pas venus, sans exception aucune, échouer jusqu'à ce jour devant une expérimentation sérieuse.

Et pourtant, il faut bien le reconnaître, si l'ignorance, le charlatanisme ou la cupidité ont jeté, le plus souvent, comme pâture à la crédulité du vulgaire, l'annonce pompeuse d'un remède infaillible contre la rage ; on ne peut se dissimuler qu'à côté de ces êtres sans pudeur, l'on a vu parfois des enthousiastes de bonne foi ne pas craindre de s'offrir eux-mêmes, et les objets de leurs affections les plus naturelles, comme sujets d'expérience du traitement ou du spécifique qu'ils regardaient comme infaillible. — Témoin cet homme qui, naguère encore, se présentait au directeur d'une de nos plus célèbres écoles vétérinaires, implorant comme une grâce de se faire mordre, lui et son enfant qu'il avait amené tout exprès, par un chien enragé en ce moment en observation à ladite école ; uniquement pour se faire l'application d'un remède qui, disait-il, devait les mettre certainement à l'abri de toute atteinte. Comme de raison, il fut éconduit par le directeur de l'établissement ; mais il fallut presqu'employer la violence pour l'empêcher d'accomplir le dessein qui l'avait amené. C'est qu'à côté de la foi qui sauve, il y a aussi la foi qui perd, et que l'erreur, comme la vérité, peut engendrer aussi ses martyrs.

Néanmoins, pour être complet, je dois dire un mot des

modes de traitement qui ont eu le plus de retentissement, quelle qu'ait été d'ailleurs leur inanité. Et ici encore se présente une nouvelle difficulté ; celle de faire un choix dans ce dédale de substances tirées des trois règnes de la nature, et employées, soit seules, soit combinées, à deux, trois, cinq, dix, vingt ensemble, selon l'idée de l'expérimentateur.

Rien que parmi les médicaments simples, je n'en ai pas compté moins de 560, tous proposés comme un spécifique infaillible, et, certes, il m'en a échappé un grand nombre; car je n'ai pas la prétention, quelle qu'ait été l'étendue de mes recherches, d'avoir lu tout ce qui a été écrit sur la rage.

Si maintenant j'additionne les formules composées, leur nombre est à peu près aussi considérable.

Parmi les premiers, ceux qui m'ont le plus frappé par leur bizarrerie sont, pour ne citer que quelques exemples, et des meilleurs : telle ou telle partie des organes ou produits retirés d'un chien enragé ; son sang, son foie, sa chair, sa graisse, son urine, sa salive, le poil de sa queue, une de ses dents portée en amulette, ou bien encore un morceau de sa peau pour servir de tasse à contenir les potions à administrer. Puis, viennent les fientes d'assez nombreux animaux : poule, coucou, pigeon, chèvre, agneau, renard, cheval, &c. ; voire même celle de l'homme. — La queue de musaraigne, la fourmi broyée, le sang de perdrix, le crâne de pendu, l'urine de jeune homme vierge, le sang menstruel de la femme. On lui a même attribué la propriété, en même temps qu'il guérissait la rage chez l'homme, de pouvoir la provoquer chez le chien.

Quant aux substances végétales, elles ont fourni, comme bien on le pense, leur très nombreux et très inefficace contingent.

Pour ce qui est des médicaments composés, je dois mentionner d'abord la poudre de *Paulmier*, *Pulvis contrà Rabiem*, formée de l'assemblage de douze plantes toutes de vertus stimulantes et toniques, telles que la sauge, la menthe, l'hyppericum, la petite centaurée, la verveine, la rhue, &c., desséchées en parties égales et pulvérisées ensemble.

Celle dite des Anglais, où l'on voit prédominer les substances astringentes, alun, bol d'Arménie, &c.

La poudre du *Tonquin*, ou de *Georges Cobb*, où le musc joue le principal rôle.

Je ne ferai que signaler les remèdes dits de *Soleysel*, de *Faget*, de même que les fameuses omelettes anti-rabiques dont on peut compter jusqu'à huit ou neuf recettes, et dans lesquelles, soit le persil à haute dose, soit l'ail, le gros sel, la rhue, l'absinthe, et plus particulièrement la racine d'églantier fraîche, ou sèche et pulvérisée, ou la poudre d'écailles d'huîtres calcinées, jouent le rôle principal, avec cette recommandation expresse, faite par les plus avisés, de ne se servir que de l'écaille de dessus, ou uniquement de celle de dessous, ou bien encore seulement de celle dont le bord est noir, ou, ce qui est mieux, de n'employer que l'écaille d'huître mâle. — Chose peu facile, il faut en convenir, si, comme cela est, je le crois au moins, à peu près admis par tous, l'huître est hermaphrodite.

Quant au choix de l'œuf; l'un permet de l'employer tel que la nature le fournit; l'autre, au contraire, veut qu'on le prive préalablement de son germe.

Je ne parlerai que pour mémoire de certaines pratiques superstitieuses qui doivent guérir seules ou ajouter à l'efficacité du remède, comme de récolter ou de dessécher telle ou telle plante, de telle façon plutôt que de telle autre ; par exemple, de la cueillir avant le lever ou après le coucher du soleil ; avant, pendant ou après la pleine ou la nouvelle lune de tel ou tel mois ; de ne la toucher que de la main droite, ou seulement de la main gauche ; de porter un habit fait de peau de loup ou de peau d'ours ; de suspendre à son col, en guise d'amulette, un morceau de peau de serpent ou de phoque ; de se frotter telle ou telle partie du corps avec de la graisse d'hyène ou de veau marin, ou d'appliquer en topique des fourmis broyées, en même temps que l'on récite ou prononce telles prières ou telles paroles cabalistiques.

Et que *Saint Hubert* me le pardonne, si je viens à la rescousse contre lui ; car j'ai déjà dû en parler au chapitre XIII, à propos de la marche de la rage. Mais je dois mettre sur la même ligne et les neuvaines et les pélerinages recommandés à son endroit.

Je dirai la même chose de l'application de sa clé sur le front, ou mieux sur la plaie même faite par l'animal enragé, ou de toute autre clé touchée ou bénite par l'un de ses Chevaliers. Ce moyen paraît pourtant avoir compté des succès. Pour être vrai, je dois ajouter que les plus sensés d'entre les adeptes, découragés peut-être par le peu de réussite des confrères qui les avaient précédés, s'avisèrent de faire préalablement rougir la clé au feu. Il dut en résulter que, pour peu qu'on eût convenablement touché la morsure, le miracle put en être un peu moins grand, mais aussi, on le pense, certainement, la préservation, alors, beaucoup plus assurée.

Le bon sens le plus vulgaire devrait avoir fait justice de toutes ces pratiques monstrueusement ridicules, dont le moindre inconvénient est de faire perdre un temps précieux et irréparable ; et pourtant, je parierais à coup sûr que, sans se donner la peine de chercher bien loin, on trouverait quelque coin où il se rencontre quelqu'un y ayant encore foi. — En fait d'absurde, le possible n'a point de limites.

Je ne dois pas passer sous silence, puisque je me suis résigné à esquisser à grands traits une revue thérapeutique, quelques moyens qui, quoique plus rationnels, ont été tentés avec un égal insuccès par les praticiens.

De ce nombre sont : les bains de mer, —les bains d'huile, — les bains très chauds ou très froids, — les bains par surprise, c'est-à-dire par immersion brusque et de courte durée, — l'asphyxie par submersion portée jusqu'aux dernières limites de la possibilité du rappel à la vie, — les aspersions froides, — la succion de la plaie, aussitôt après sa production, — l'application de ventouses sur la partié lacérée, —son abrasion à l'aide d'une coquille ou d'un instrument peu tranchant, en même temps qu'on l'arrosait d'eau de mer ou, à son défaut, d'eau salée, &c., &c.

On a encore essayé la saignée jusqu'à syncope, les révulsifs les plus énergiques à la peau, les lavements les plus variés, les purgatifs, depuis les simples laxatifs, jusqu'aux drastiques les plus violents ; l'emploi du mercure à doses élevées, jusqu'à production de la salivation mercurielle.

On a appliqué des ligatures entre la partie mordue et le cœur ; pratiqué l'amputation de cette même partie, une fois la rage déclarée ; essayé la laryngotomie pour prévenir l'asphyxie ; l'injection d'eau dans les veines, dans le but de donner au sang des propriétés moins excitatrices du système nerveux ; l'opium, aussi à haute dose ; plus récemment, l'éther, le chloroforme, &c., comme sédatifs de ce même système ; le galvanisme, comme perturbateur, pour lui imprimer une commotion, un ébranlement réactif.

Dans le but d'opérer une intoxication perturbatrice, on

a tenté la morsure de la vipère , et aussi le *Curare*, poison végétal énergique, dont le sauvage de l'Amérique se sert encore pour empoisonner ses armes, et qui, comme plusieurs autres venins, présente ce phénomène bizarre, qu'il peut être impunément ingéré dans l'estomac ; tandis qu'inoculé pur, il tarit immédiatement le principe de la vie, sans communiquer à la chair de l'animal qui succombe de propriétés malfaisantes, la rendant, au contraire, au dire des voyageurs, plus succulente et de conservation plus facile.

Tout, ainsi qu'on le voit, a échoué : remèdes occultes, pratiques magiques, médicaments simples ou composés, traitements empiriques ou rationnels, spécifiques vantés et proclamés infaillibles, depuis la Cétoine dorée, qui étale ses élytres chatoyantes sur les roses de nos jardins, jusqu'aux fleurs du Genêt seules ou unies à la Corroyère , tant vantées par *Marochetti*, comme complément de son traitement ; à l'intérieur, soit en poudre ou en infusion concentrée, et aussi à l'extérieur, pour lotionner les plaies, et en gargarisme contre les pustules, ou soi-disant telles, qu'il avait cautérisées sous la langue.

Rien n'a empêché, jusqu'à ce jour, les malades de succomber après d'atroces douleurs. — Si, même, je suis revenu sur ce dernier mode de traitement, celui dit de *Marochetti*, dont j'avais déjà dit, à propos des caractères anatomiques de la rage, quelques mots auxquels je renvoie le lecteur : c'est qu'il a eu aussi ses adeptes, qu'il a été en grand honneur, et y est probablement resté, chez les peuples de la Podolie, de l'Ukraine et de quelques autres provinces russes ; que quelques médecins, fort honorables d'ailleurs, y croient peut-être encore ; et qu'enfin, il y a quelque vingt ans, je l'ai entendu enseigner de confiance dans des cours de médecine.

Aujourd'hui, il est, comme tous les autres, apprécié à sa juste valeur.

Le malheureux enragé est donc voué à une mort certaine. —Heureusement pour lui, ainsi que je l'ai dit au § XI, elle se fait d'ordinaire peu attendre ; et, comme nous n'en sommes plus à cet usage barbare, établi il n'y a que trop peu d'années dans presque toute l'Europe, d'étouffer sous des matelas, de saigner de tous les membres, ou d'étrangler les infortunés qu'on croyait atteints de rage ; tous les soins du médecin et des assistants devront tendre à adoucir, autant qu'il sera en leur pouvoir, et à leur rendre moins pénibles, les angoisses de la dernière heure.

Ici j'arrête l'examen des moyens curatifs proposés contre la rage. Aucun n'a pu supporter, jusqu'à ce jour, le creuset d'une appréciation judicieuse et sévère.

Tout est donc à faire sur ce sujet ; et s'il reste encore quelqu'espoir, ce n'est que dans de nouvelles et plus heureuses expérimentations : dans le hasard peut-être, divinité à laquelle, avec raison, on élevait autrefois des autels.

XVIII.—Traitement prophylactique de la Rage.

Si l'expérience et la raison nous montrent l'égale inefficacité de tous les moyens de traitement dirigés jusqu'ici contre la rage confirmée, il n'en est heureusement pas de même de ceux ou, pour mieux dire, de celui que l'art possède pour empêcher le développement de cette maladie et annihiler le virus déposé dans les organes.

Ce moyen prophylactique par excellence est *la cautérisation.*

On aura d'autant plus de chances de compter sur lui

qu'il aura été appliqué plus tôt, et aussi que la blessure sera moins étendue et plus superficielle.

Toutes choses égales d'ailleurs, les plaies faites à la face, celles aussi qui sont mâchées et ont occasionné une grande dilacération des tissus, sont plus graves, tant à cause des parties essentielles qu'il est important de ménager, que par la difficulté que l'on éprouve à poursuivre et à neutraliser le virus dans les sinuosités qu'elles présentent.

Un point essentiel est de pratiquer la cautérisation le plus promptement possible. Mais, pendant que l'on se procurera les agents nécessaires, il ne faut pas perdre un temps précieux. Ainsi, on commencera par laver largement la plaie avec la première eau qui se trouvera à portée. — A défaut d'eau, on pourra se servir des liquides que l'on a le plus habituellement sous la main, vin, cidre, bière, urine même; mais l'eau est préférable. Il sera bon de ne pas se servir d'eau froide; comme le vin, le cidre, elle crispe les tissus et s'oppose à l'écoulement du sang. Celui-ci est salutaire, parce qu'il concourt avec les lotions à entraîner au-dehors de la plaie le poison qui y a été déposé, avant que l'absorption ait pu le transporter au loin. L'eau tiède a encore l'avantage d'être plus dissolvante; mais, comme on n'en a pas toujours sous la main, il faut, je le répète, en attendant qu'elle soit chaude, se servir d'eau froide, puis laver ensuite à l'eau tiède.

On peut, si on le veut, employer l'eau salée, savonneuse, acidulée, alcaline, etc. Quelques auteurs le recommandent même.—Dans tous les cas, je ne pense pas que ces sortes de lotions puissent faire de mal.—Peut-être même, à la rigueur, exercent-elles sur le virus rabique une action chimiquement décomposante.—Je dis peut-être; car, ne connaissant pas la nature du virus, il y aurait témérité à affirmer quelque chose de positif à cet égard.

La plaie une fois lavée, il faut la laisser saigner largement. L'application d'une ventouse, si la configuration des
parties s'y prête, ou la succion prolongée (nous avons vu
qu'elle pouvait se faire sans danger, pourvu que l'épithe-
lium de la muqueuse buccale fût exempt de solution de
continuité) sera, dans ce but, avantageuse.

La plaie sera agrandie à l'aide de l'instrument tranchant,
si sa disposition s'oppose à l'écoulement sanguin, de même
que l'on resèquera, à l'aide des ciseaux ou du bistouri, les
lambeaux de peau ou de chair par trop mâchés et contus
par la dent de l'animal. Dans le cas de plaies profondes et
sinueuses, il ne faudra pas craindre de les sonder et d'en
agrandir l'entrée, de manière à ce qu'elle soit toujours
plus large que le fond. On pourra même se servir d'une se-
ringue, pour porter vigoureusement le liquide dans sa profondeur.—En même temps, si la morsure a eu lieu à un
membre, il sera bon d'établir une ligature très-serrée
entre la plaie et le cœur.

Ces manœuvres préparatoires à la cautérisation, lorsqu'elles sont bien exactement mises en pratique, pourront,
dans beaucoup de cas, suffire comme préservatif. Néanmoins, il ne faut pas s'en tenir là, à moins qu'une raison
majeure ne s'y oppose, comme dans le fait que je vais rap-
porter :

Il y a une vingtaine d'années, je fus appelé près d'un
enfant de 10 à 12 ans, qui venait d'être mordu par un
chien auquel il avait, quoiqu'il le niât obstinément, lancé
un coup de pied en passant. — L'animal s'était jeté sur son
agresseur, et, lui saisissant le mollet droit, l'avait déchiré à
belles dents. — La plaie était affreuse à voir, les tissus
étaient dilacérés ; des lambeaux considérables de peau et
de muscles pendaient à sa jambe mutilée. — J'en reséquai
quelques-uns, je pratiquai quelques débridements, en

même temps que je lavais à grande eau. — Je fis mettre la jambe dans un bain tiède, et là, avec mes doigts, je pressai en tous sens les parties broyées, pour en exprimer autant que possible le poison, si tant.fût que le chien, qui d'ailleurs avait disparu, eût été réellement atteint de rage.

Après une heure, au moins, de ces soins, je voulus procéder à la cautérisation. — J'avoue que le courage me manqua, et que je reculai devant ses conséquences. En effet, de quelque manière qu'elle eût été pratiquée, soit à l'aide du fer rouge, soit à l'aide des caustiques, il était pour moi hors de doute que l'inflammation traûmatique consécutive, vû la profondeur et l'étendue du délabrement des parties, compromettrait, de la manière la plus grave, les jours du malade à la chute des escarres, et qu'en cavant au plus heureux pour lui, l'amputation du membre deviendrait probablement nécessaire. — Et, d'ailleurs, quelles atroces souffrances n'eussé-je pas déterminé en appliquant le cautère, soit actuel, soit potentiel!

L'action anesthesique du chloroforme ou de l'éther n'était pas encore découverte alors.

Bref, je ne la pratiquai pas. — Je recommençai mes lotions. A l'eau simple tiède je substituai bientôt de l'eau très-fortement aiguisée de vinaigre. A l'aide de bourdonnets de charpie, de fragments d'éponge, d'injections répétées, je portai le plus exactement possible mes abstersions jusque dans les plus profondes sinuosités de la plaie; puis, je rapprochai le moins mal que je le pus, à l'aide de points de suture, de bandelettes et d'un bandage approprié.

L'enfant guérit très bien et n'éprouva que les accidents inhérents à la suppuration d'une plaie simple.

On me dira que l'animal n'était peut-être pas enragé. — C'est possible. — Je n'en sais rien. — Aussi n'ai-je relaté ce fait que pour montrer qu'il est des cas où le praticien peut se trouver fort embarrassé et peut reculer devant les conséquences fatales du bien qu'il a en vue de faire.

Je reprends mon sujet.

La cautérisation peut se pratiquer de deux manières : ou par les corps incandescents, ou à l'aide des caustiques. Les premiers, désignés sous le nom de *cautères actuels*, comprennent les charbons ardents, l'amadou ou la poudre de guerre que l'on enflamme ; par extension, les liquides bouillants, huile, vin, eau, &c. ; et enfin les fers rougis à blanc. — Ces derniers sont de beaucoup préférables aux autres.

Par les seconds, désignés sous le nom de *cautères potentiels*, on entend tous les agents susceptibles de se combiner chimiquement avec nos tissus et d'en opérer la destruction, tels que les acides minéraux (nitrique, sulfurique, chlorydrique, &c.); certains acides végétaux concentrés, certains alcalis, tels que l'ammoniaque, la potasse caustique, la chaux vive et leurs divers composés ; les pâtes escarrotiques dités de *Vienne*, de *Canquoin*, &c. ; les solutions caustiques (nitrate acide de mercure, chlorure d'antimoine, solution caustique de chlorure d'or de *Récamier*, &c., &c.)

Toutes ces applications ont pour but de détruire le virus et d'en rendre l'absorption impossible, par suite de l'inflammation éliminatrice que l'on détermine dans les parties cautérisées.

Je n'entrerai pas dans la description des moyens pratiques de faire ces diverses applications. Ces détails, tout de médecine opératoire, sortiraient par trop du cadre que je me suis tracé, et que j'ai déjà trop dépassé peut-être.

Je dirai seulement que, de tous les moyens, le fer rougi à blanc est le plus sûr, et certainement le moins douloureux. Et, d'ailleurs, la science ne possède-t-elle pas aujourd'hui la possibilité, sinon d'anéantir la douleur, au moins d'en éviter la perception et le souvenir au malheureux auquel elle inflige une torture salutaire ?

Néanmoins, si la plaie était très sinueuse, profonde, on devra avoir recours aux acides concentrés ; ils s'insinueront mieux dans les anfractuosités les plus reculées de la solution de continuité.

Quel que soit le mode de cautérisation que l'on adopte, on ne procèdera à son application que lorsque la plaie, qu'on aura, ainsi que je l'ai dit, fait saigner le plus largement possible, ne saignera plus, ou au moins ne saignera que fort peu. On l'abstergera, autant qu'on le pourra, par tous les moyens absorbants, éponges, tampons de charpie, linges secs , &c. ; puis on portera la cautérisation de telle manière que l'action du caustique s'étende bien à toute la surface dénudée, et même à ses environs.

S'il existe des excoriations superficielles, on les cautérisera de même. Un point essentiel, c'est que le cautère soit appliqué partout où la dent de l'animal enragé aura pénétré, partout où elle aura intéressé l'épiderme ; et la prudence veut même qu'on la porte au-delà des limites du mal.

L'important, je ne saurais trop le répéter, est d'agir avec promptitude et sans temporisation ; et c'est ici, plus que jamais, le lieu de faire application de l'adage :

Principiis obsta : serò medicina paratur,
Cùm mala per longas invaluêre moras.

Opposez-vous au mal avant qu'il s'enracine ;
S'il séjourne, il rend vain l'art de la médecine.

Enfin, comme dernière recommandation, je dirai que s'il arrivait qu'on ne fût consulté par un individu mordu par un chien reconnu enragé, ou, tout au moins, fortement suspecté de rage, qu'après cicatrisation de la morsure, il faudrait rouvrir celle-ci et se comporter comme je viens de le dire.

Cette pratique est recommandée par tous les médecins qui se sont le plus consciencieusement occupés de cette maladie. — Elle ne peut avoir que d'heureux résultats, soit qu'elle agisse fortement sur l'imagination du malade, soit qu'en réalité elle concentre et localise l'irritation, qui bientôt irait réagir sur l'ensemble du système nerveux et provoquer les symptômes constitutifs de la rage.

XIX. — Soins consécutifs à donner au malade.

La cautérisation une fois pratiquée, on recouvrira de plumasseaux de charpie imbibés de liquides aqueux, mucilagineux, huileux, ou enduits de cérat simple, en un mot, de substances émollientes, les parties cautérisées, dans le but de s'opposer au développement d'une inflammation locale et bientôt générale trop intense. — Il sera avantageux de mettre le malade dans un bain tiède, le plus tôt possible après la cautérisation, surtout celle pratiquée avec le cautère actuel.

Le bain tiède diminuera la tendance à l'irritation nerveuse, nettoiera le malade, assouplira la peau, la rendra plus perméable à la transpiration, et, enfin, aura pour effet encore de diluer ce qui pourrait rester du virus non détruit, soit dans la plaie elle-même, soit dans les parties environnantes.

Quelques praticiens conseillent de recouvrir, après la levée du premier appareil, les parties cautérisées d'un large vésicatoire ; d'autres, de pratiquer à l'entour des frictions répétées avec l'onguent mercuriel double. — Cette dernière méthode me paraît préférable.

La plaie sera ensuite traitée, avant, pendant et après la chute de l'escarre, comme une plaie simple : tous les efforts tendront à la faire cicatriser.

Pour ce qui est du traitement interne ou général, il est des plus simples. Une diète, plus ou moins rigoureuse et plus ou moins prolongée, ne fût-ce que dans le but de modérer le travail inflammatoire inévitable dans la partie cautérisée, sera enjointe au malade. Quelques boissons délayantes ou légèrement diaphorétiques par quelque voie que ce soit, diurétiques ou sudorifiques, seront administrées ; de même que l'on remédiera, soit par des saignées générales ou locales, ou des toniques et des cordiaux, selon les phénomènes qui pourront se manifester, à l'état de pléthore ou d'adynamie du malade, et par un traitement approprié à tout autre symptôme morbide qui surgirait vers un organe ou un appareil d'organes quelconque.

Inutile d'ajouter que la quiétude d'esprit et le calme du corps, en éloignant du malade toutes les causes possibles d'inquiétude ou d'agitation ; une grande impassibilité, la sérénité même, et rien qui puisse le faire douter de la sécurité qu'inspire son état, de la part des personnes qui lui donnent des soins ou qui l'approchent, sont d'indispensable nécessité.

Telle est la série de moyens et de précautions qui devront être mis en usage.

XX. — **Existe-t-il et trouvera-t-on un spécifique — soit curatif — soit préservatif de la Rage ? —— De l'Everrage.**

Il serait désolant de penser que cette question ne dût être résolue que par la négative.

Mais où et quand trouvera-t-on ces *desidérata ?*

Pour mon compte, j'ai la conviction intime que la science ou le hasard conduiront un jour à ce résultat.

Voici les raisons sur lesquelles je me fonde :

A chacun des maux qu'il a infligés à la nature humaine, Dieu, essentiellement bon, a dû nécessairement opposer un remède;—à tout poison, un neutralisant;—à toute affection spécifique, un moyen spécifique aussi de la combattre ou de la prévenir. —Seulement, il a tu à l'homme ses intimes secrets. — Il a voulu, lorsqu'il a dit à la femme ces paroles que la Genèse nous a révélées : *Tu enfanteras avec douleur.* C'est-à-dire, tu as voulu t'arroger une des prérogatives de ma toute-puissance; une de celles qu'à moi seul je m'étais réservées. — Tu as voulu goûter au fruit de l'arbre de la science, —acquérir le discernement du bien d'avec le mal, — donner essor à ton intelligence, qui doit te rapprocher de moi.... Eh bien ! tu seras punie de ta curiosité. La partie des enfants que tu porteras dans ton sein, celle qui loge le cerveau, ce siége des instincts, ce symbole de cette intelligence que tu as enviée, dont tu as voulu doter ta race, que tu as désiré voir grandir en elle, croîtra aussi en volume; .... et, désormais, *Tu enfanteras avec douleur.* —Il a voulu, dis-je, en raison du nouvel apanage qu'il conférait à l'homme, laisser à celui-ci, auquel il concédait le génie et les moyens de le développer encore, la tâche difficile de ne découvrir ces secrets qu'après de longues veilles, de stériles recherches, qu'après de pénibles efforts.

Il a voulu qu'il creusât sans relâche avec son front, qui devait se rider et blanchir à la peine, le sillon de la science, pour se défendre ou se préserver des maux qui l'environnent ; comme aussi celui de la terre avec ses mains, pour pourvoir aux plus pressantes, aux plus matérielles nécessités de la vie.

Aussi, sur ce vaste et aride terrain qu'il lui faut défricher chaque jour, l'homme a-t-il déjà fait d'importantes conquêtes.

Il sait opposer, aujourd'hui, l'écorce du Pérou aux effluves paludéennes qui minent le principe de sa vie, en infiltrant dans ses pores un miasme inconnu dans son essence ; — des réactifs chimiques à plusieurs des poisons ou virus qui corrodent et qui tuent ; — l'inoculation ou, mieux encore, le bienfait de la vaccine, à la variole qui mutile et défigure ; — le soufre et ses combinaisons à presque toutes les affections cutanées ; — aux scrofules, l'iode ; — à la syphilis, le mercure ; — aux progrès destructeurs de la fièvre jaune, le venin, *dit-on*, d'un serpent dangereux ; — et, tout récemment encore, l'assoupissement par le chloroforme à la douleur physique, à cette même douleur de la parturition que Dieu, dans sa colère, semblait avoir, à tout jamais, infligée à la femme : comme si la science était là pour la relever, mais après des siècles seulement, de la sentence prononcée contre elle !

L'homme ne doit pas, ne peut pas s'arrêter là !

La rage, comme le choléra, comme la goutte, comme la morve, comme le farcin, comme toutes les maladies spécifiques en un mot, jusqu'à ce jour le désespoir de l'art, doivent avoir leur remède spécifique aussi, leur préservatif peut-être. — C'est à l'homme de le chercher, de le trouver. — Il y parviendra. . . . . . j'en ai l'espérance au moins. — La science militante n'a pas, croyez-le bien, dit son dernier mot encore !

Et le préservatif de la rage ?—Il est moins loin peut-être qu'on ne le pense. — Je ne sache pas qu'il ait été, jusqu'ici, rien tenté à cet égard : aussi me permettra-t-on de hasarder à ce sujet une idée. Comme bien d'autres, l'expérience la réduira peut-être à néant. — Qu'importe ?

Ne devrait-on pas chercher sur certains animaux, sur les herbivores, par exemple, qui, eux, ne peuvent ni contracter spontanément ni, *bien probablement*, transmettre la rage qu'ils ont acquise, un virus de nature plus bénigne et analogue à celui de la rage, et l'inoculer ensuite aux espèces carnivores, qui, elles, peuvent spontanément enrager, pour neutraliser par lui, le cas échéant, le virus rabique ; de même qu'à l'aide du *Cow-pox*, ou du virus vaccin inoculé aux espèces susceptibles de contracter la variole, on neutralise cette dernière, en lui substituant un équivalent moins redoutable ?

Ne pourrait-on pas aussi espérer de rencontrer ce préservatif chez le chien atteint de *Rage-mue ?*

Comme moyen curatif, une fois la rage déclarée, a-t-on essayé, sur les parties latérales de la gorge, vers les points correspondant au larynx, de l'application de larges cautères, soit potentiels, avec la pâte de Vienne, par exemple, soit mieux actuels, de forte dimension, qui, eux, agiraient d'une façon plus brusque et plus instantanée ?

N'y aurait-il pas quelque chose à espérer d'une révulsion locale de cette énergie ?

Je ne crois avoir vu ce moyen indiqué nulle part.

Il y a là pour les amis de l'humanité en position d'essayer bien des choses, ample carrière à d'intéressantes expérimentations

Pour moi, je l'avouerai, je ne lance que comme ballon d'essai ces idées un peu trop excentriques peut-être.

Enfin, pour terminer mes considérations relatives aux moyens curatifs ou préservatifs de la rage, je dois dire quelque chose d'une opération que l'on pratique encore sur les chiens dans quelques contrées du Centre et de l'Ouest de la France, la Bretagne et l'Anjou, et aussi sur quelques points du département de l'Orne, dans le but de les prémunir contre la rage. Cette opération est connue sous le nom d'*Everrage.*

Voici en quoi elle consiste :

Partant de cette donnée, empruntée, plus que probablement sans s'en douter, à *Pline* et à *Etmuller ;* donnée dont j'ai déjà signalé la fausseté (page 25 de ce travail), qu'il existe sous la langue des chiens de petits vers dont la présence occasionne la rage ; certaines personnes font, dans cette prévision, *éverrer* ces animaux dès leur jeune âge.

Si les renseignements qui m'ont été fournis sont exacts, on leur pratique dans ce but, à la face inférieure de la langue, vers son frein, une incision, et on leur arrache par cette ouverture une sorte de ligament fibreux, probablement quelque filament aponévrotique, dépendance ou partie du frein lui-même ; je ne pourrais dire au juste, n'ayant jamais personnellement vu opérer. Cet appendice que l'on extrait à une longueur de 3 à 4 centimètres, plus quelquefois, offre jusqu'à un certain point l'aspect d'un ver blanchâtre, filiforme, et est présenté comme tel par l'opérateur aux assistants, qui, amis du merveilleux, le croient sur parole. Ce sont, en général, les maréchaux-ferrants ou des individus exerçant, sans diplôme, l'art vétérinaire dans les campagnes, où ils sont connus sous le nom tout local de *Mégéyeux,* qui pratiquent cette opération bénigne par elle-même.

Je tiens d'un témoin oculaire, qu'au moment de l'extraction de ce ligament fibreux, il se passe quelquefois en lui un mouvement de rétractilité organique, qui, au vulgaire, a pu en imposer pour un acte de motilité volontaire, et faire croire à l'existence d'un ver ou d'un animal vivant. — De là l'erreur.

Inutile de dire que les chiens ainsi *everrés* n'en sont pas moins aptes que ceux qui ne l'ont pas été à contracter la rage, soit spontanée, soit accidentelle.

J'ai cru devoir relater cet usage bizarre pour mettre le lecteur en garde contre les merveilles que l'on raconte à ce sujet, et qu'il sache à quoi s'en tenir là dessus.

DES MESURES PRÉVENTIVES QUE L'ON PREND CONTRE LE DÉVELOPPEMENT DE LA RAGE ET SA PROPAGATION. — APPRÉCIATION DE LEUR VALEUR.

Avant d'entamer cette dernière partie, la plus délicate et la plus épineuse de toutes, je ne me le dissimule pas ; je dois à ceux qui voudront bien me lire une profession de foi pleine et entière.

Il ne faut pas qu'il vienne à l'esprit de qui que ce soit, qu'il est entré un seul moment dans ma pensée de faire, en quoi que ce pût être, par esprit de contradiction, la critique des mesures que l'administration croit devoir prendre chaque année, dans la prévision du développement de la rage.

Les raisons de sécurité publique qui la guident, le *Salus populi suprema lex esto* qui lui sert de point de départ, sont trop louables et trop sacrées à mes yeux pour que, tout le premier, je ne m'incline pas devant les motifs qui la dirigent. — Loin de moi donc l'idée de discuter ses actes, dans le but d'en amoindrir l'autorité. — Seulement, je ne la crois pas dans le vrai. — Je la crois même engagée dans une voie contraire au résultat qu'elle se propose, l'extirpation de la rage.

Mon intention est uniquement d'appeler sur le sujet qui, depuis long-temps déjà, me préoccupe, l'attention sérieuse des personnes compétentes, et dont l'opinion réunie peut finir par faire autorité en pareille matière.

La seule faveur que je réclame, c'est qu'on n'aille pas crier au paradoxe avant d'avoir contrôlé par des faits, par d'attentives observations, les opinions que je vais émettre. — Elles sont le résultat de pénibles investigations que je me propose bien de continuer encore, autant que l'occasion me le permettra. — C'est sérieusement, et dans un but d'utilité publique, que j'ai cherché à étudier cette question. — Comme praticien, j'ai pensé que c'était pour moi un devoir de le faire ; et, étant arrivé à des conclusions différentes des opinions généralement reçues comme monnaie courante, dans le monde même éclairé et intelligent, j'ai cru pouvoir les mettre au jour sous l'égide de l'épigraphe que j'ai prise.

Maintenant, si, dans tout ce qui va suivre, je prends souvent le ton affirmatif, ce n'est point pour en imposer à personne. — Je parlerai comme je pense. — Je puis me tromper. — S'il en est ainsi, je me trompe de bonne foi, et non dans le but de tromper qui que ce puisse être. Et, en somme, je dis avec *Rousseau* : Pourquoi proposerais-je, sous forme de doute, ce dont de longues et consciencieuses recherches m'ont amené à ne point douter ?

Ceci posé, j'entre en matière.

Toutes les précautions que prescrit l'administration dans la prévision des accidents qui peuvent être occasionnés par les chiens, se résument par les moyens suivants :

1° L'empoisonnement ou l'abattage immédiat des chiens errants ;

2° L'obligation pour leurs propriétaires de les assujétir à la muselière ;

3° Leur tenue en laisse, ou leur séquestration absolue au logis de leur maître ou à la chaîne.

Ces mesures sont ordonnées, surtout en été, à l'époque des plus fortes chaleurs, c'est-à-dire en Juin, Juillet et Août. La statistique établit que c'est, au contraire, dans mois tempérés, Mai et Septembre particulièrement, que l'on a constaté les plus nombreux cas de rage.—Il faudrait, à ce compte, pour que la prescription fût efficace, que ces arrêtés fussent en vigueur toute l'année; — et, nulle part, il n'en est ainsi.

Je ne dirai qu'un mot de l'acte de semer des gobes empoisonnées, ou de faire assommer tout chien trouvé divaguant. En outre de ce que ces moyens sont barbares, ils peuvent conduire à des méprises fâcheuses. — L'exécution du premier, frappant aveuglément, peut aussi bien faire périr l'animal le plus inoffensif, la consolation et l'idole de son maître, dont il aura un moment trompé la surveillance, que le chien vagabond auquel une main amie ne donna jamais ni une caresse ni un morceau de pain.

Quant à l'abattage sur place, il a quelque chose de sauvage, de brutalement farouche, qui répugne à la douceur de nos mœurs. Il ne peut être approuvé, et surtout mis à exécution, que par de méchantes et cruelles natures qui, après avoir de sang-froid couru sus aux chiens, ne reculeront pas, croyez-le bien, en un jour néfaste, de courir sus à l'homme ; pourvu, toutefois, que celui-ci ne puisse ou n'ose se défendre. — Alors, vous les verrez à l'action, ces mêmes exécuteurs des basses-œuvres. — Rappelez-vous le rôle qu'ont joué quelques bouchers et quelques excoriateurs dans les journées à jamais exécrables de Septembre. — *Néron,* enfant, préludait à ses cruautés en s'amusant à tuer des mouches ; ceux-ci se complairont dans les tortures de l'agonie d'un malheureux animal. — Ils apprendront à tuer.

De plus, ces abattages auront des spectateurs qui se recruteront parmi les enfants surtout. — « *Cet âge est sans pitié.* » — Redoutez de les familiariser avec les idées ⬤ meurtre, quel que soit l'être qu'on mette à mort. — doutez de les accoutumer à la vue du sang !

Cette mesure est donc immorale ; elle peut devenir aussi la source de bien regrettables collisions. Et, d'ailleurs, n'est-elle pas un déni de la loi protectrice des animaux domestiques ? — Je me suis souvent demandé ce que devrait faire, en pareille occurrence, l'agent de l'autorité sommé par un citoyen, la loi de *Grammont* à la main, de défendre son chien prêt à être frappé par un préposé de cette même autorité. — Mais je m'arrête, car ce n'est ni de mon droit, ni de mon devoir, de discuter ces actes au point de vue de leur légalité. — *Dura lex, sed lex.*

Quant à l'assujettissement à la muselière, s'il a ses avantages, il a aussi ses inconvénients.

Vous mettez bien le chien dans l'impossibilité de mordre ; mais tout le monde sait qu'il n'est pas dans sa nature de le faire, à moins qu'il n'y soit provoqué par des sévices ; et encore ce ne sera que le plus petit nombre.— Le chien hargneux et agressif est une exception dans l'espèce, et elle est si minime, qu'en vérité ce n'est pas la peine de faire souffrir des milliers de bons, dans la probabilité d'un méchant. Et l'on ne pourra me refuser d'admettre qu'il n'existe , dans l'espèce bipède que l'on appelle homme, un assez grand nombre d'êtres bien autrement nuisibles et dangereux, au point de vue physique seulement (car je ne veux pas, ici, m'occuper de leur moral) , que dans la race canine ; et il n'est jamais venu à la pensée du législateur de prévenir leur agression contre l'être inoffensif. — Il la punit et la réprime lorsqu'elle a eu lieu, ou l'attaqué se charge lui-même de ce soin. — Voilà tout.

La muselière a, selon moi, chez le chien, l'inconvénient d'appórter dans ses instincts une gêne de tous les moments. — Qui n'en a vu, ne pouvant s'accoutumer à cet engin, se trouver presqu'affolés par son usage, courir de tous côtés comme éperdus, ou demeurer en place, stupides, méconnaissant jusqu'à voix de leur maître ?

Si, de plus, vous persistez à croire que la privation d'eau puisse devenir chez le chien une cause de rage , vous le mettez dans l'impossibilité de boire lorsqu'il a soif, de haleter convenablement lorsqu'il a chaud, et de suer à sa manière, par exhalation du *halitus* pulmonaire. Et, d'ailleurs, pourquoi ne pas, pour être complets, étendre aussi la prescription de la muselière à la race feline, puisqu'il est constant que le chat peut spontanément enrager aussi ?

Somme toute, avec l'absence de la muselière, on courra plus de chances d'être mordu une fois par hasard, j'en conviens ; mais on en courra moins de l'être par un chien affolé, enragé peut-être ; et, pour mon compte, j'aimerais mieux subir, dans ma vie, dix morsures de chiens simplement hargneux, qu'une légère écorchure de la part d'un chien, d'habitude fort doux , mais accidentellement enragé. — Tout le monde sera de mon avis.

La tenue en laisse, et surtout la séquestration absolue au

logis et particulièrement à la chaîne, est, selon moi, de toutes les mesures, assurément la plus funeste, celle qui va le plus directement à l'encontre du but qu'on se propose.

Le développement spontané de la rage sera en raison directe de la rigueur que l'on apportera à l'exécution de cette prescription.

Plus que tout autre animal, le chien a besoin de liberté, d'obéir à ses instincts. De plus, il est lubrique de sa nature, et toutes les recherches auxquelles je me suis livré sur la rage m'ont démontré, jusqu'à l'évidence, que son développement spontané n'a pas d'autre cause que l'obstacle apporté chez lui à l'accomplissement de l'acte vénérien ; et j'ajouterai que de graves raisons me portent à admettre encore l'opinion qui prétend que ce développement spontané n'a jamais lieu que chez le mâle.

J'ai déjà abordé cette question dans un autre chapitre de ce travail, à propos des causes de la rage. Je suis forcé d'y revenir par quelques mots encore.

L'organisation des organes génitaux du chien est, anatomiquement parlant, telle, en effet, que l'éjaculation spermatique ne se fait chez lui qu'avec beaucoup de difficulté, et que, pour qu'elle ait lieu, il faut qu'il y ait accouplement.

Est-ce qu'il répugne à la pensée d'admettre qu'au moment du rut, le chien ne se trouve dans des conditions particulières, comme le Castor, le Chevrotin porte-musc et la Civette, par exemple, qui ne sécrètent, eux, par leurs organes sexuels, le fluide qui leur est particulier, que dans cette même circonstance ?

A ce moment, sous l'influence de l'ardeur vénérienne qui le dévore, il se fait, vers les organes génitaux du chien, une sécrétion de sperme surabondante, inutile et bientôt nuisible, si l'émission lui en est interdite. — Ne pouvant être éliminé par les voies excrétoires naturelles, ce fluide ne peut-il pas être résorbé , et alors, repris et charrié par le sang, aller porter une action délétère, infectante sur l'économie? — De là le principe de la rage.

Tous les physiologistes connaissent la connexion intime qui existe chez les animaux entre le larynx et les organes génitaux, les modifications que ces derniers impriment sympathiquement à l'appareil de la phonation, les changements qu'ils provoquent dans le timbre de la voix ; et ne retrouvons-nous pas aussi comme phénomènes constants, dans la rage, chez tous les animaux sans exception, des modifications importantes du côté de ces deux appareils ? — Vers les organes de la génération, c'est une propension immodérée à l'accomplissement de l'acte vénérien; vers les organes de la phonation, une modification particulière du timbre de la voix; et la muqueuse du larynx n'entre-t-elle pas pour sa bonne part dans la sécrétion anormale qui constitue la bave de l'enragé ?

Quant à l'autre opinion que j'ai émise, à savoir que peut-être la résorption du sperme joue un rôle très-grand, pour ne pas dire tout le rôle, dans la production de la rage ; n'est-il pas mot d'évangile pour tous les physiologistes encore et les nosographes surtout, que notre sang est le fluide aux dépens duquel se forment toutes les sécrétions, bile, sueur, urine, sperme, &c.? — S'il arrive, par une cause quelconque, ou que ces produits ne se forment pas en quantité suffisante; que leurs éléments ne soient pas éliminés du sang dans un temps donné ; ou qu'une fois formés, ces mêmes fluides ne soient pas convenablement excrétés, rejetés hors de l'économie ; alors, ils deviennent nuisibles, sont résorbés, agissent comme intoxicants, vicient le sang. — De là la production de la plupart des maladies. — Je n'en veux prendre pour exemple que la

bile , parce que la principale perturbation qu'occasionne
ou la non-élimination des principes qui la constituent, ou
la résorption de ces mêmes principes, se traduit, en général, par des symptômes qui parlent aux yeux de tout le
monde. — La bile produit l'ictère.

Mais là n'est pas la question. Tous ces points sont
d'ailleurs hors de doute, et de plus amples explications
sortiraient tout-à-fait de mon sujet.

Tout ceci ne doit-il pas donner à penser ?

On a, d'ailleurs, émis tant d'hypothèses sur les causes et
sur la nature de la rage , qu'en vérité, celle-ci ne me
semble avoir rien de plus extraordinaire, de moins possible que toutes les autres. — Pour moi, elle est probable,
et cette théorie a pour elle, dans mon esprit, l'appui, je
dirais presque l'autorité des faits que j'ai rassemblés sur
ce point.

Qu'on me permette d'en citer quelques-uns :

Je suis parvenu à recueillir, comme je l'ai déjà dit plus
haut, dix relations de développement spontané de rage, ou,
au moins, d'une maladie regardée comme telle , chez des
chiens.

Le caractère des personnes de qui je les tiens exclut
pour moi, je le répète, toute idée de tromperie ou d'erreur. — J'ai pu, pour huit de ces cas, être exactement ren-
seigné sur le sexe de l'animal. — *Ils appartenaient tous à
l'espèce mâle.* — Sur ces dix mêmes cas, huit ont rapport
à des animaux qui étaient exactement retenus, soit à la
chaîne, soit enfermés sans sortir, ou qui, au moins, n'a-
vaient pas été laissés libres depuis un assez grand nombre
de jours, et qui, assurément, c'était pour moi le point
essentiel, n'avaient pas été mordus.

Les deux autres ont trait à des chiens en fureur, courant la campagne, et abattus comme enragés, sans que

j'aie pu me procurer sur leur compte de renseignements précis.

Deux de mes huit cas présentent une particularité bien remarquable, et selon moi bien concluante. Les voici :

1er Cas.—M. B*** possédait deux chiens; l'un, un magnifique lévrier mâle ; l'autre, une très belle chienne épagneule noire de race anglaise. Ils vivaient d'ordinaire tous les deux en liberté.

La chienne tombe aux chiens. Le lévrier, comme bien on le pense, de lui faire aussitôt une cour des plus entreprenantes. — M. B***, dans la crainte très fondée qu'il ne résultât de cette promiscuité un croisement par trop excentrique de races , séquestre aussitôt l'amoureux et l'enferme dans un petit appartement au rez-de-chaussée, en fournissant à ses besoins une ample provision, à point renouvelée, de nourriture et d'eau.

Il laissa la chienne en liberté dans la cour.

Tout alla bien pendant deux ou trois jours. — Après avoir aboyé, hurlé, appelé sur tous les tons les plus lamentables, et par tous les moyens en son pouvoir, sa commensale habituelle, qu'il sentait aller et venir devant la porte de sa prison ; le pauvre lévrier devient triste, inquiet, refuse les aliments, tombe malade. — Son état empire vite.—A sa tristesse succèdent bientôt des accès de fureur. — Un vétérinaire est appelé, l'examine et soupçonne les premiers symptômes de la rage. — On l'observe de plus près ; les accès redoublent, la bave écumeuse se manifeste; et, à quelques jours de là, il est abattu par ordre de l'homme de l'art. — Le doute n'était plus possible ; il était devenu spontanément enragé.

2e Cas.—L'autre fait est le suivant : M. C*** avait un chien de chasse mâle, de race braque anglaise dite *Pointer* , d'ordinaire tenu à la chaîne , mais néanmoins mis en

liberté chaque jour pendant deux ou trois heures. —
M. C***, obligé de faire un court voyage, recommande au
domestique, dans la crainte que son chien ne lui fût volé,
de le tenir constamment attaché à la loge jusqu'à son
retour qui tarda plus qu'il ne l'avait pensé, et surtout de
ne pas lui permettre sa promenade habituelle.

M. L..., voisin de M. C***, était propriétaire d'une
chienne, et les cours où étaient renfermés les deux animaux, ne sont séparées que par un mur de 2^m 40^c environ de hauteur. — La chienne était aux chiens. — La
recommandation de M. C*** fut ponctuellement exécutée ;
mais le pauvre animal, auquel l'instinct et le flair avaient
révélé la double privation qu'on lui impose, refuse le
boire et le manger, et, comme dans le cas précédent, est
abattu d'un coup de feu au bout de quelques jours, après
que l'on eut constaté chez lui les signes non équivoques de
la rage.

Si, maintenant, nous compulsons les histoires de rage
spontanée consignées çà et là dans les feuilles publiques,
elles ont presqu'invariablement pour objet des chiens que,
par excès de sollicitude et dans la crainte qu'il ne leur
arrivât mal, on avait retenus exactement séquestrés, et
auxquels la nourriture ni l'eau n'avaient été épargnés ; et
le seul cas de rage observé par *Le Sauvage* et *Raisin*, auxquels je l'ai entendu raconter bien des fois, s'était dévéloppé
par le fait d'un petit chien mâle que son maître ne laissait
jamais sortir, et par lequel il se faisait de temps à autre
lécher un ulcère qu'il portait depuis longtemps à la jambe.

Il est donc, pour moi, démontré, jusqu'à preuve du contraire, que ce sont les chiens les plus retenus qui courent
le plus de chances d'enrager spontanément, et que si la
rage est plus rare chez le chat, cela tient surtout à son
humeur vagabonde. — Rarement on le retient aussi sé-

questré que le chien. — Les arrêtés de police l'ont épargné jusqu'à ce jour ; — et, si bien gardé qu'il soit par son propriétaire, il trouve toujours le moyen de faire quelqu'escapade. Les ténèbres et les gouttières ne sont-elles pas là, d'ailleurs, pour protéger ses amours ?

Comme contre-preuve, maintenant, de l'influence que peuvent avoir sur la production de la rage la séquestration et l'obstacle apporté à la consommation de l'acte vénérien, dans l'espèce canine, je relaterai les faits suivants :

La rage spontanée est une maladie à peu près inconnue dans les meutes, même les plus nombreuses.—J'ai interrogé à ce sujet plusieurs piqueurs de profession ; un, entr'autres, qui, pendant plus de trente ans, avait été préposé à la direction des chenils d'un château royal. — Ils n'ont jamais vu un seul cas de rage parmi les nombreux hôtes soumis à leur surveillance. — C'est qu'à l'état de meute, les sexes sont confondus, et que là, ces animaux vivent au chenil à l'état de la plus complète promiscuité et, partant, à l'abri des causes occasionnelles de la rage.

La rage est aussi une maladie tout-à-fait inconnue dans certains pays, qui, par la latitude à laquelle ils sont situés, l'élévation de la température qui y règne, la sécheresse que, comme conséquence, on y observe pendant la majeure partie de l'année, offrent, d'après les idées généralement admises, les conditions les plus favorables à son développement. — Il n'en est rien pourtant : c'est qu'aussi, là, on laisse en tous temps à la gent canine, qui y est regardée comme immonde, la liberté la plus illimitée. Pas de règlements qui l'empêchent d'obéir à sa guise, en toute licence, à ses moindres instincts.

Je laisse parler à ce sujet le docteur *Clot-Bey*, et j'extrais le passage suivant d'une lettre adressée par lui à un de nos plus estimés recueils périodiques de médecine.

Après avoir abordé plusieurs questions relatives à l'étiologie de la rage, cet honorable confrère s'exprime ainsi :

« Ceci m'appelle naturellement à vous parler d'un fait
» généralement connu : je veux dire du privilége de cer-
» taines contrées de l'Afrique et de l'Asie où les chiens
» pullulent d'une manière effroyable sans être sujets aux
» atteintes de l'hydrophobie.

» Je puis, à cet égard, affirmer, en connaissance de
» cause, ce qui a lieu en Egypte, pays que j'ai habité pen-
» dant plus de 25 ans. Les chiens errants y sont en très-
» grand nombre, tant dans les villes que dans les cam-
» pagnes. Bien que considérés par les Musulmans comme
» animaux immondes, on ne les détruit pas. Une sorte de
» charité publique pourvoit même, jusqu'à un certain
» point, à leur nourriture, toujours peu abondante,
» quoique accrue par la pâture que leur offrent les ca-
» davres des animaux morts.

» Sous l'action de ce brûlant climat, ces animaux, tou-
» jours haletants, souvent privés d'eau, semblent placés
» dans des conditions on ne peut plus favorables au déve-
» loppement de l'hydrophobie. — On n'en cite pourtant
» que des cas excessivement rares, — et, pour ma part, *je*
» *déclare n'en avoir pas vu un seul* pendant mon long
» séjour dans le pays.

» J'ai dû rechercher à quelle cause l'Egypte était rede-
» vable de ce privilége, bien qu'on ne puisse pas toujours
» se rendre compte des phénomènes propres à certaines
» localités ; témoins les endémies qui sont presque toujours
» des problèmes dans leur origine et dans leur nature.
» Mais le phénomène dont il est ici question ne me pa-
» raît pas tenir à des circonstances de localité, si, comme

» on l'assure, il se reproduit dans des latitudes et dans
» des climats tout différents.

» Il m'a semblé que c'était plutôt dans la manière
» d'être, et pour ainsi dire dans les *mœurs* de ces ani-
» maux, qu'il faut en chercher l'explication ; et on la
» trouverait dans la liberté dont ils jouissent et dans la
» faculté de promiscuité qu'elle leur donne, ce qui serait
» très significatif, étant à peu près démontré que c'est
» *pendant le rut* que ces animaux deviennent hydro-
» phobes. »

A cette assertion du docteur *Clot-Bey* j'ajouterai que je
tiens d'un de mes amis, qui, médecin aussi, a exploré, à
plusieurs reprises, la Turquie et l'Egypte et la plus grande
partie de l'Orient, la confirmation de ces documents. — A
Constantinople, à Suez, au Caire et dans plusieurs autres
grandes villes, les chiens pullulent en quantités innom-
brables à l'état de liberté et de vagabondage le plus absolu.
— Eh bien, la rage est, dans tous ces lieux, une maladie
pour ainsi dire inconnue. — Plaise à Dieu que nous
n'allions pas leur porter un de ces bienfaits de notre civi-
lisation !

Si donc on admet comme constants les faits que je viens
d'énoncer ; et les soins scrupuleux que j'ai apportés dans
mes recherches ; l'autorité des nombreuses sources auxquelles j'ai puisé tous les matériaux nécessaires à mon travail leur donnent, pour moi, tous les caractères possibles
d'authenticité ; toutes les mesures préventives que l'on
prend en vue de la rage sont-elles bien efficaces, et, pour
exprimer ici toute ma pensée, ne vont-elles pas même à
l'encontre du but que l'on se propose ?

Depuis plusieurs années, il semble qu'on ait redoublé de
rigueur dans leur application, comme prélude peut-être à
la loi qui aujourd'hui frappe les chiens d'un impôt. — En

1852 surtout, il y eut une recrudescence de sévérité ; —
jamais, à ma connaissance, on n'avait entendu parler
d'aussi nombreuses razzias sur l'espèce canine, et, il est
triste de le dire, depuis long-temps aussi la presse n'en-
registra, autant qu'en cette même année, de cas, comme
toujours funestes, de rage, ni, surtout, autant d'appa-
ritions de chiens enragés ou supposés tels ; comme, par
exemple, cette bande de huit ou neuf chiens atteints ou
peut-être simplement suspectés de rage, s'abattant tout-à-
coup sur une commune des environs de Paris, celle de
Villejuif, si j'ai bonne mémoire, portant partout sur son passage la désolation et la terreur, et forçant les habitants à s'ar-
mer et à courir sus pour se défendre, comme s'il se fût agi
d'une invasion soudaine de Bachi-Bosoucks ou de Cosaques.
—Apocryphe ou véritable, j'ai puisé ce fait dans un journal
de cette époque.—Je ne le donne que sous toutes réserves.

Ces résultats prouveraient peu en faveur de l'efficacité
des mesures préventives. —Je ne me dissimule pas que,
néanmoins, cette question restera longtemps encore bien
probablement celle du *quoique* et du *parce que*. — Mais
j'espère qu'avec le temps, on finira par la résoudre dans ce
dernier sens.

Nous entrons d'ailleurs dans une phase nouvelle. L'impôt dont sont frappés maintenant les chiens va, de toute
nécessité, diminuer, je pourrais dire décimer leur nombre.
— Au point de vue de l'économie que cette diminution apportera dans le gaspillage des subsistances et des res-
sources financières qu'elle pourra produire aux communes,
on ne peut qu'y applaudir. La statistique n'établit-elle pas,
en effet, qu'il existe, en France, environ deux millions de
chiens ?—En ne portant, en moyenne, la dépense de chacun
d'eux qu'à 15 centimes par tête et par jour, c'est donc un

tribut, en chiffres ronds, de près de onze millions par an ; et, en supposant que la moitié des chiens disparaisse, il devra en résulter une économie d'une somme annuelle d'environ cinq millions et demi d'aliments. — Il y a là, certes, de quoi soulager bien des misères ; et, avec le pain que consommaient ces animaux, cinquante mille individus pourront être nourris par jour.

Mais, au point de vue de la diminution des cas de rage, dont on a, ce me semble, fort exagéré partout la moyenne annuelle, cette loi sera-t-elle aussi efficace que ses partisans ont bien voulu se le laisser croire?

Les chiens conservés seront surtout ceux que l'on entoure, dès à présent, des soins les plus attentifs, ceux que l'on empêche, en général, déjà, avec le plus de vigilance, de sortir et de divaguer. — Ceux donc qui auront survécu à l'hécatombe générale deviendront d'autant plus précieux aux yeux de leurs propriétaires, qu'ils seront pour eux la cause d'une charge pécuniaire nouvelle, et que la loi en aura fait une *chose patentable* et *patentée*, supérieure, au point de vue fiscal, à bien des citoyens exonérés de la cote personnelle.

Ils n'en seront, nécessairement, que plus exactement surveillés, qu'entourés de plus de sollicitude. — On leur laissera encore moins de liberté ; surtout si l'épée de *Damoclès* de l'arrêté municipal reste suspendue sur leurs têtes.

Il en résultera que, de plus en plus contrarié dans son humeur vagabonde, si parfois il arrive que le chien, obéissant à son instinct érotique, se dérobe à la surveillance du maître et s'esquive de sa prison ; il aura beau faire et courir, il ne trouvera plus aussi facilement les occasions et les moyens de calmer son ardeur ; et, sur ce point, mon opinion est faite ; si l'on maintient en même temps la sévérité des mesures locales auxquelles on a recours chaque année, on exposera la gent canine aux conditions les plus certaines du développement spontané de la rage la plus maligne, la seule, *peut-être*, réellement contagieuse, ainsi que quelques faits tendent à l'établir.

En voulant faire mieux, il arrivera ce qui souvent arrive en pareil cas ; — on aura fait pis. — En un mot, on aura semé la précaution, on ne récoltera que la rage.

FIN.

TABLE DES MATIÈRES.

FIN DE LA TABLE.

www.ingramcontent.com/pod-product-compliance
Ingram Content Group UK Ltd.
Pitfield, Milton Keynes, MK11 3LW, UK
UKHW021205220726
13924UKWH00003B/1345